U0333267

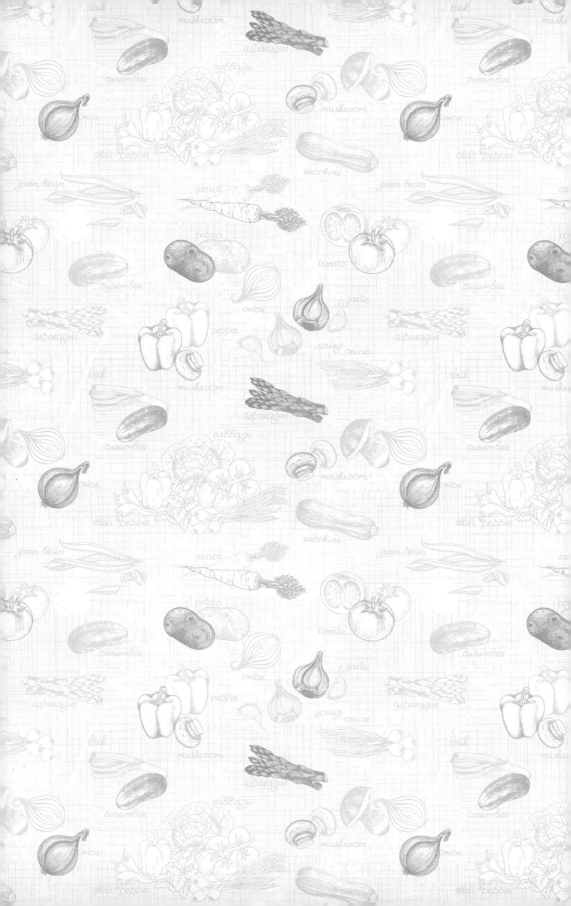

养生堂食谱

张银柱 著

随用随查 相宜相克 食物 你吃对了吗？

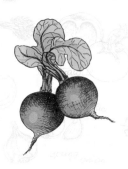

浙江出版联合集团
浙江科学技术出版社

图书在版编目（CIP）数据

你吃对了吗？：食物相宜相克随用随查/张银柱著．—杭州：浙江科学技术出版社，2015.7

ISBN 978−7−5341−6604−4

Ⅰ.①你… Ⅱ.①张… Ⅲ.①忌口−基本知识 Ⅳ.①R155

中国版本图书馆CIP数据核字（2015）第078530号

你吃对了吗？食物相宜相克随用随查

>>> 张银柱 著

责任编辑：刘 丹 沈久凌	特约编辑：徐艳硕
责任校对：梁 峥	特约美编：王道琴
责任美编：金 晖	封面设计：罗 雷
责任印务：徐忠雷	版式设计：阮剑锋

出版发行 浙江科学技术出版社
地　　址：杭州市体育场路347号
邮政编码：310006
联系电话：0571−85058048
制　　作：日知图书（www.rzbook.com）
印　　刷：北京艺堂印刷有限公司
经　　销：全国各地新华书店
开　　本：710×1000　1/16
字　　数：300千字
印　　张：12
版　　次：2015年7月第1版
印　　次：2015年7月第1次印刷
书　　号：ISBN 978−7−5341−6604−4
定　　价：32.80元

◎如发现印装质量问题，影响阅读，请与出版社联系调换。

前言

  民以食为天，随着生活质量的不断提高，现代人的养生保健意识也越来越强，越来越多的关于食物健康、饮食方式的书出现在人们面前。不同的营养师有着不同的饮食搭配见解，网络上也随处可见各种食物搭配食谱，大量不知真假的饮食方法和禁忌让人们开始迷惑，到底怎么吃才是健康的？如何搭配才是正确的？

  五味调和，遵守宜忌，脏腑得益，人体健康；五味偏嗜，不遵宜忌，五脏失调，易致疾病。食物都有各自的特性，将它们搭配食用时，会产生各种各样奇妙的变化。食物若搭配得宜，不仅能够促进营养物质的吸收，还能达到防病、治病的目的；但若搭配不当，不仅造成营养物质的流失，长期食用还会对身体产生意想不到的危害，正所谓"搭配得宜能益体，搭配失宜则成疾"。所以，我们必须在日常饮食中熟知常见食物之间的相宜、相克关系，这样才能在安排膳食时趋利避害、合理配餐，让食物的食用和药用价值得到充分发挥。但同时也要注意，千万不能因为是宜食之物或相宜搭配，而过量食用或偏食某几种食物，这样不仅达不到预期的效果，还会对健康造成重大隐患和不利影响，得不偿失。

  在本书中，我们收集讲解了大量的食材资料，为您介绍了它们基本的营养价值，让您不再吃错食物。另外，我们还分五大类为您介绍了一百多种食材的相克搭配和相宜搭配。愿您避开日常饮食陷阱，吃对食物，拥有健康的身心。

张银柱

目录 CONTENTS

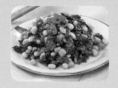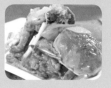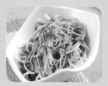

第三章

五谷虽好，
搭配不对也伤身

吃粗健康，别进入这些误区 / 126

第四章

吃对了，
水果也是好医生

吃水果有学问，人人都是水果营养师 / 156

第五章

三餐离不开调味，
用好调料为健康加分

五味调和百味香，油盐酱醋就要这样吃 / 176

食物搭配好，
才能吃得营养、咽得放心

▶ **食物搭配得宜，健康加倍100分**

食物中含有各种天然营养成分，只要搭配得宜，便能够让人体获取所需的营养素，就能吃出健康，预防疾病。有些营养成分必须借助其他营养素才能发挥功效，或者对人体产生不同的作用。以下提供主要的食物搭配公式，同时列出经常食用的菜肴，更贴心地以营养素搭配推荐来提醒你食材搭配的运用原则，让你轻松吃出"健康加倍"的效果。

◣ 维生素A

维生素A＋维生素C＝护肤

推荐菜品：蒜爆牛肝（牛肝＋蒜）、焗圆白菜（奶酪＋圆白菜）

维生素A＋维生素D＝预防夜盲症、抗癌

推荐菜品：芒果牛奶（芒果＋牛奶）

维生素A＋维生素E＝抗老、防癌

推荐菜品：凯撒沙拉（生菜＋橄榄油）、胡萝卜苹果汁（胡萝卜＋苹果）

维生素A＋碘＋硒＝预防甲状腺肿大

推荐菜品：芦笋虾仁蛋炒饭（芦笋＋虾仁＋鸡蛋＋饭）

营养素搭配推荐：

◆ 维生素A（黄绿蔬菜、蛋、奶类、乳制品、动物肝脏等）＋维生素C（绿叶蔬菜、水果等），可防止皮肤干燥与粗糙。

◆ 维生素A＋维生素D（蛋、奶类、乳制品、动物肝脏、鱼类、香菇等），这样的搭配有助于人体吸收维生素A，能保护眼睛，具有抗氧化功能，可防癌、抗衰老。

◆ 维生素A＋维生素E（绿叶蔬菜、蛋、豆类、奶类、非精制的谷类、植物油、蛋黄酱等），有助于防老、降低癌症发生率等。

◆ 维生素A＋碘（海苔、海带、海鱼、贝类、虾等）＋硒（谷类、动物肝脏、奶类、鱼类、肉类等），硒能帮助碘转化成甲状腺素，而维生素A可维持甲状腺的日常功能，三者结合可预防及改善甲状腺肿大。

▶ B族维生素

维生素B_1＋蒜素＝美肤、消除疲劳、集中注意力

推荐菜品：蒜味肉末（肉末＋蒜＋洋葱）、甜醋鲣鱼（鲣鱼＋葱）、烤猪排（蒜＋猪肉）

维生素B_2＋维生素E＝消除疲劳、防止动脉硬化、保持皮肤健康

推荐菜品：红烧鲷鱼（香菇＋鲷鱼）、花生青椒炒鸡丁（花生＋青椒＋鸡肉）

维生素B_{12}＋叶酸＝促进生长发育、预防贫血与头痛、舒缓烦躁

推荐菜品：芋泥鸭（鸭＋芋头）、蚝油牛肉（牛肉＋芥蓝菜）

烟酸＋色氨酸＝护肤、维持神经与消化系统健康

推荐菜品：烤鱼排（鳕鱼＋乳酪）、瘦肉蒸蛋（瘦肉＋香菇＋蛋）

营养素搭配推荐：

◆ 维生素B_1（糙米、胚芽米、蔬菜、肉类等）＋蒜素（葱、蒜、洋葱、韭菜等），可消除疲劳，有助于注意力集中，并有护肤效果。

◆ 维生素B_2（绿叶蔬菜、豆类、蛋、奶类、鱼类、瘦肉、动物内脏等）＋维生素E，有助于防止动脉硬化，消除疲劳，维持毛发、肌肤与指甲的健康。

◆ 维生素B_{12}（蛋、奶类、乳制品、鱼类、肉类、动物内脏等）＋叶酸（深绿色叶菜、豆类、蛋、坚果、动物肝脏等），两者都是红细胞生成不可或缺的营养素，协同作用，可预防贫血，促进儿童成长，刺激食欲。

◆ 烟酸（全麦制品、蛋、奶类、鱼类、肉类等）＋色氨酸（蛋、乳制品、肉类等），可提高人体内的烟酸含量，有助于皮肤生成，维持皮肤、消化系统及神经系统的健康。

▶ 维生素C

维生素C＋维生素E＝防癌、护肤、舒缓压力

推荐菜品：番茄炒蛋（番茄＋鸡蛋）、水果沙拉（草莓＋猕猴桃＋葡萄柚＋番茄＋核桃＋蛋黄酱）

维生素C＋铁＝预防贫血、增强体力

推荐菜品：瘦肉汤（芹菜＋瘦肉）、辣炒牛肉（辣椒＋牛肉）

维生素C＋蛋白质＝防癌、抗压、美肤、防黑斑

推荐菜品：青椒炒牛肉（青椒＋牛肉）、西蓝花炒肉丝（西蓝花＋猪肉）、圆白菜卷（圆白菜＋猪肉）

营养素搭配推荐：

◆ 维生素C＋维生素E，维生素C具有抗氧化作用，有防癌功效，能加强维生素E的效果，两者结合，具有护肤、防老、抗癌、促进血液循环等功能。

◆ 维生素C＋铁（动物内脏、瘦肉、坚果、豆类、谷类等），可促进人体吸收铁，预防贫血，使脸色红润，并能增强体力，促进人体生长发育。

◆ 维生素C＋蛋白质（豆类、蛋、奶类、肉类、鱼虾等），可促进人体胶原蛋白合成、预防黑斑和雀斑生成、美白肌肤、展现肌肤光泽、消除疲劳、提高免疫力。

◥ 维生素D

维生素D＋钙＝强化牙齿和骨骼

推荐菜品： 大头鱼蒸豆腐（大头鱼＋豆腐）、沙丁鱼豆腐锅（沙丁鱼＋豆腐）

维生素D＋油脂＝改善骨质疏松

推荐菜品： 鲔鱼鸡蛋三明治（鲔鱼＋鸡蛋）

营养素搭配推荐：

◆ 维生素D＋钙（绿色叶菜、豆类、奶类、乳制品、海鲜类等），有助于人体对钙的吸收，可强化牙齿与骨骼、预防骨质疏松症与佝偻病，并有抗压功效。

◆ 维生素D＋油脂（动物内脏等），一般含维生素D的食物也含有油脂，油脂有助于维生素D吸收，可改善骨质疏松与牛皮癣等症状。

◥ 维生素E

维生素E＋硒＝抗老化、预防癌症与心脏病

推荐菜品： 坚果面包（坚果＋全麦面包）

营养素搭配推荐：

◆ 维生素E＋硒，这两种营养素均属抗氧化剂，硒能促进人体内维生素E的作用，两者结合后有抗氧化、避免自由基伤害、活化免疫系统、预防心脏病、降低癌症发生率等作用。

◥ 钙

钙＋维生素K＝预防骨质疏松、止血

推荐菜品： 焗烤奶酪鲑鱼面（鲑鱼＋奶酪）、炒甘蓝菜（甘蓝菜＋大豆油）

钙＋磷＝强健牙齿与骨骼

推荐菜品： 奶酪烤鳕鱼（奶酪＋鳕鱼）、豌豆沙丁鱼沙拉（沙丁鱼＋豌豆）

营养素搭配推荐：

◆ 钙+维生素K（海鲜类、豆奶类、乳制品、绿色叶菜类等），人体仅需少量的维生素K，即可强化人体对钙的吸收，促进血液正常凝固，帮助骨骼生长。

◆ 钙+磷（全谷类制品、奶类、蛋类、鸭、鱼类等），两者结合会形成磷酸钙，是牙齿与骨骼强健的重要营养成分，但磷也同时会干扰钙质的吸收，两者以2∶1的比例摄取，吸收率最佳。

铁

铁+叶酸=预防贫血、消除疲劳

推荐菜品：南瓜菜饭（糙米+南瓜）、赤豆莲子汤（莲子+赤豆）

铁+铜=减缓关节炎疼痛

推荐菜品：海鲜燕麦粥（燕麦粥+蟹肉）、鲜虾芦笋寿司（芦笋+鲜虾）

营养素搭配推荐：

◆ 铁（干果类、芦笋、瘦肉、动物肝脏等）+叶酸，能使皮肤恢复血色，对治疗贫血、消除疲劳很有帮助。

◆ 铁+铜（全麦食品、豆类、贝类、虾、动物内脏等），能帮助铁在体内的转化和利用，使皮肤呈现健康血色，丰润毛发，并减轻关节炎的疼痛。

膳食纤维

膳食纤维+去皮或低脂动物性蛋白质=降低人体对胆固醇的吸收

推荐菜品：蔬菜牛肉浓汤（蔬菜+牛肉）、猪肉汤（根茎类蔬菜+猪肉）、凉拌菠菜鸡肉（菠菜+鸡肉）

膳食纤维+牛磺酸=强心、强肝、预防动脉硬化及高血压、降低胆固醇

推荐菜品：凉拌海带蛤蜊（海带+蛤蜊）、生蚝锅（蔬菜+生蚝）

营养素搭配推荐：

◆ 膳食纤维+去皮或低脂动物性蛋白质（肉类等），有助于减少人体对胆固醇的吸收，可以预防高血压及动脉硬化。

◆ 膳食纤维+牛磺酸（蛋、奶类、虾、鱿鱼、章鱼、贝类等），海藻类的膳食纤维有助于通便，减少人体对胆固醇的吸收，并能降血压、抗癌，而牛磺酸也能减少血液中的胆固醇，降低血压，提升肝脏的排毒功能，对保护视力有益，两者结合，可强化心脏与肝脏功能、预防动脉硬化与高血压、降低胆固醇等。

锌

锌＋蛋白质＝促进发育、预防感冒、促进伤口愈合

推荐菜品：牡蛎粥（牡蛎＋米饭）、煎牡蛎饼（牡蛎＋蛋）、花生炖猪蹄（猪蹄＋花生）

营养素搭配推荐：

◆ 锌（牡蛎、鱼类、肉类等）＋蛋白质，有助于人体吸收锌，能预防感冒、促进生长发育，也能帮助伤口愈合。

类胡萝卜素

类胡萝卜素＋脂肪＝保护眼睛与肌肤，抗癌，预防感冒、心脏病与老年失明

推荐菜品：胡萝卜牛奶（胡萝卜＋牛奶）、香油拌炒胡萝卜（胡萝卜＋香油）

类胡萝卜素＋维生素C＋维生素E＋DHA＋EPA＝预防动脉硬化、阿尔茨海默病及脑血栓

推荐菜品：辣酱青花鱼（辣椒＋菠菜＋青花鱼）

营养素搭配推荐：

◆ 类胡萝卜素（黄绿色蔬菜等）＋脂肪（牛奶、含油脂食物等），类胡萝卜素具有抗氧化作用，可防止紫外线伤害肌肤；当体内维生素A缺乏时，类胡萝卜素能转换成维生素A，有助于维护夜视能力；类胡萝卜素需与脂肪搭配才能产生作用，发挥预防癌症、心脏病等功效。

◆ 类胡萝卜素＋维生素C（绿叶蔬菜、水果等）＋维生素E（绿叶蔬菜、豆类、蛋、奶类、非精制的谷类、种子类、植物油、蛋黄酱等）＋DHA（海洋鱼类等）＋EPA（海洋鱼类等），DHA会抑制血小板不正常的凝固作用，可预防心肌梗死、脑梗死；EPA有助于维持脑力；维生素E能防止DHA、EPA氧化；维生素C可提升维生素E的效果，达到预防动脉硬化、阿尔茨海默病与脑血栓的作用。

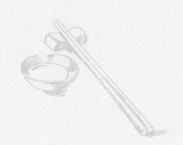

▶ 食物错配鸳鸯，健康倒扣100分

我们常将食材错配在一起烹调，这可能引发下列三种反应及结果——营养相互抵消、慢性伤身、急性中毒，下面将错搭的公式列出，并加以分类，希望读者善加利用，以避免饮食搭配不当而产生负面影响。

◥ 错搭造成营养互相抵消

主食谷粮类

大米＋瘦肉

错误搭配：瘦肉粥　瘦肉中的铁遇到含有植酸的大米，会阻碍人体对铁的吸收。

燕麦＋核桃

错误搭配：核桃面包　燕麦含有较多的植酸，不利于人体吸收核桃中的铁。

蔬菜类

胡萝卜＋白萝卜

错误搭配：腌红白萝卜　胡萝卜中含有一种维生素C分解酶，会破坏白萝卜中丰富的维生素C，降低两种食材原有的营养价值。

胡萝卜＋辣椒

错误搭配：辣椒胡萝卜泡菜　胡萝卜中含有维生素C分解酶，会对辣椒中的维生素C造成破坏，导致营养流失。

黄瓜＋香菜、芹菜

错误搭配：黄瓜芹菜沙拉　黄瓜中所含的维生素C分解酶，会破坏香菜、芹菜中的维生素C，造成营养流失。

甜椒＋西芹

错误搭配：风味意大利面　这道菜中的甜椒与西芹都是起锅前或食用前才放入，还未煮至熟透，故甜椒所含的维生素C分解酶会使得西芹中的维生素C氧化，因而降低营养价值。

菠菜＋瘦肉

错误搭配：菠菜炒肉丝　菠菜中的铜是制造红细胞的重要物质，也有助于脂肪代谢，如果与含锌的瘦肉结合，会降低锌的利用率。

番茄＋胡萝卜

错误搭配：胡萝卜番茄汁　番茄含丰富的维生素C，胡萝卜则含维生素C分解酶，两者搭配会对维生素C产生破坏，失去营养价值。

你常犯的错：维生素C＋维生素C分解酶（蔬菜类）会失去营养成分。只要将不耐热的维生素C分解酶加热，即可将其破坏，使它失去作用。因此，在选用蔬果食材时，要注意搭配，才能达到养生效果。

维生素C分解酶＋维生素C（蔬菜、辛香调味料等）会失去其营养价值。其实维生素C分解酶不耐热，烹调时往往只要使该食材熟透，即可避免这类错误。因此，食用生菜未必能摄取到丰富的维生素C，有时适当将含有维生素C分解酶的蔬菜加热或焯烫，再搭配含有维生素C的蔬菜一起食用，不仅可以获得足够的纤维素，还能完整地吸收维生素C。

铜＋锌（肉类等）会失去其营养价值。

肉类

猪肉＋豆类

错误搭配：绿豆猪肉丸、猪蹄炖黄豆　猪肉与豆类不相配有几个原因：豆类纤维素中的醛糖酸遇到猪肉中的钙、铁、锌等矿物质，会妨碍人体对这些矿物质的吸收；豆类所含的植酸会与猪肉中的蛋白质和矿物质结合，从而降低彼此的营养价值；豆类中的多酚不仅影响自身的蛋白质利用，与猪肉的蛋白质相遇，也会降低人体对蛋白质的消化吸收。

猪肝＋西蓝花

错误搭配：西蓝花炒猪肝　猪肝中的铜会使西蓝花中的维生素C氧化，进而失去营养价值。而西蓝花中的膳食纤维遇到猪肝中的铜、铁等矿物质，会降低人体对这些矿物质的吸收。

牛肝＋辣椒

错误搭配：辣椒炒牛肝　牛肝含有铜等矿物质，会破坏辣椒中丰富的维生素C，降低其营养价值。

羊肝＋竹笋

错误搭配：羊肝炒笋片　竹笋中所含的膳食纤维如遇到羊肝中的铜、铁等矿物质，会降低人体对这些矿物质的吸收。

你常犯的错：铜、铁、锌等矿物质＋纤维素中的醛糖酸（豆类）会降低对微量矿物质的吸收能力。

铜、铁、锌等矿物质＋植酸（豆类等）会降低人体对这些营养成分的吸收。

蛋白质＋植酸（豆类等）会妨碍人体对两种营养成分的吸收。

蛋白质＋多酚类物质（豆类等）会降低人体对蛋白质的吸收与利用。

钙、铁、锌等矿物质＋纤维素中的醛糖酸残基（豆类等）容易造成消化不良，导致腹胀、气滞。

铜、锌等矿物质＋维生素C（蔬菜等）会加速维生素C的氧化作用，进而降低人体对原有营养成分的利用。

维生素A＋生物活性物质（蔬菜等）会干扰人体对维生素A的吸收，降低食物营养价值。

水产类

蛤蜊＋芹菜

错误搭配：芹菜蛤蜊　芹菜中所含有的维生素B_1会被蛤蜊中的维生素B_1分解酶破坏掉。

螃蟹＋火腿

错误搭配：蟹肉火腿　火腿中所含的维生素B_1会被鲜蟹中的维生素B_1分解酶破坏掉。

你常犯的错：维生素B_1分解酶＋维生素B_1（蔬菜、火腿等）会失去这部分营养。生鲜水产含有维生素B_1分解酶，此分解酶不耐高温，只要将食物煮熟，即可将其破坏；而遇酸也会减弱维生素B_1分解酶的分解能力，所以也可加入适量的醋，以保护维生素B_1不被破坏。生鱼片或未煮熟的海鲜最好不要常吃，以免影响人体对维生素B_1的吸收。

豆、蛋、奶类

生豆浆＋鸡蛋

错误搭配：鸡蛋豆浆　生豆浆加生鸡蛋合饮，鸡蛋中的黏液性蛋白会与生豆浆中的胰蛋白酶抑制物结合，从而失去原有的营养价值。此外，生鸡蛋很容易被沙门氏菌感染，若豆浆的温度不足以杀死病菌，则易引起肠胃炎。

你常犯的错：胰蛋白酶抑制物＋黏液性蛋白（鸡蛋等）会降低营养价值，不过，只要将豆浆煮熟即可避免这种营养损失。

锌＋维生素C会加速维生素C的氧化作用，从而降低原有的营养价值。

醋＋青菜

错误搭配：醋炒青菜　青菜中的叶绿素在酸性条件下加热极不稳定，其中的镁会
被醋酸中的氧离子所取代，生成脱镁叶绿素，从而降低其营养价值。

醋＋胡萝卜

错误搭配：凉拌胡萝卜　类胡萝卜素是胡萝卜中的主要营养成分，而醋这种酸性
调味料会破坏类胡萝卜素，使得营养流失。

醋＋猪骨、猪肉

错误搭配：猪高汤　熬猪高汤时释出的矿物质是以有机化合物的形式存在，加入
醋会使这些营养成分转为无机物，影响营养吸收。

你常犯的错：有机酸＋叶绿素（绿色叶菜等）会大大降低食物的营养价值。

　　　　　　有机酸＋类胡萝卜素（蔬菜类）　往往使类胡萝卜素流失。

饮品类

可乐＋猪蹄

错误搭配：可乐猪蹄　可乐中含有磷离子，会与猪蹄所含的钙离子结合，从而降
低人体对食物中钙的吸收率。

可乐＋排骨

错误搭配：可乐排骨　可乐中含有大量的磷，与排骨中的钙相遇，会干扰人体对钙的
吸收。

你常犯的错：磷＋钙（肉类等）大量的磷会妨碍人体吸收钙。

错搭形成慢性有害物质伤身

主食谷粮类

麦片＋牛奶

错误搭配：牛奶麦片　麦片粥中的草酸在消化过程中与牛奶所含的钙结合，会形
成人体无法吸收的草酸钙，从而影响人体吸收钙。

你常犯的错：草酸＋钙（豆类、奶类等），长期食用会导致钙吸收不良，体内缺
钙容易引起抽筋及软骨病。

蔬菜类

菠菜＋豆腐

错误搭配：菠菜豆腐汤　菠菜和豆腐同时吃，菠菜中的草酸和豆腐里的钙会结合形成无法溶解的草酸钙，影响人体对钙的吸收。

你常犯的错：草酸＋钙（豆类、蛋、奶类等）长期大量食用，会影响人体对钙的吸收，甚至出现抽筋、骨质疏松、软骨病等缺钙的症状。

水果类

水果＋白萝卜

错误搭配：综合沙拉　白萝卜经过人体代谢后，会产生一种抑制甲状腺功能的物质——硫氰酸，此时若继续食用沙拉中的番石榴、苹果等含大量植物色素的水果，植物色素中的类黄酮物质在肠道被细菌分解后，会转化成苯甲酸及阿魏酸，加强硫氰酸抑制甲状腺功能的作用，因此若是长期大量食用，可能会导致人体甲状腺功能降低。

苹果＋洋葱

错误搭配：苹果咖喱　苹果含有丰富的植物色素，与洋葱中的含硫化合物一起食用。经人体消化分解，容易产生抑制甲状腺功能的物质。

你常犯的错：植物色素＋含硫化合物（洋葱，十字花科蔬菜如白萝卜、西蓝花、甘蓝菜等）容易诱发甲状腺肿。富含植物色素（叶绿素、胡萝卜素、叶黄素等）的水果，色素大多在果皮上，所以最好削皮后食用。

肉类

猪肉＋牛肉

错误搭配：火锅、铁板烧　这两种肉类都含有蛋白质，蛋白质是最不容易消化的一种营养成分，人体同时要消化两种不同来源的肉类蛋白质，可能会给消化系统造成负担。

羊肉＋醋

错误搭配：糖醋羊肉片　醋中所含的醋酸碰上羊肉中所含的蛋白质，会产生不利于人体的物质，引起消化不良。

你常犯的错：蛋白质＋蛋白质（肉类等）容易引起消化不良。
　　　　　　蛋白质＋醋酸（醋等），将导致消化不良、肠胃不适或腹泻。

水产类

草鱼＋咸菜

错误搭配：咸菜鱼　咸菜在腌制过程中，含氮物质会转变为亚硝酸盐，与含蛋白质的草鱼同煮，将生成一种致癌物质——亚硝胺。

鳝鱼+竹笋

错误搭配：竹笋炒鳝丝　鳝鱼含有钙，配上含草酸的竹笋，会结合生成草酸钙，从而降低人体对钙的吸收。

你常犯的错：蛋白质+亚硝酸盐（腌渍物等）会产生致癌物——亚硝胺，易引起消化道癌。

钙+草酸（蔬菜类）会降低钙的吸收率。

豆、蛋、奶类

蛋+茶叶

错误搭配：茶叶蛋　茶叶中除了生物碱外，还有单宁酸，这些物质与鸡蛋中的铁结合，将会刺激胃，且不利于消化吸收。

豆浆+红糖

错误搭配：甜豆浆　红糖中的有机酸容易与豆浆中的蛋白质结合，产生沉淀物质，不利于人体吸收，从而降低营养价值。

牛奶+香蕉

错误搭配：香蕉+牛奶　牛奶中含丰富的蛋白质，香蕉中含有果酸，两者相遇会凝固，不利于人体对蛋白质的吸收，引发肠道消化不良。

你常犯的错：铁+单宁酸（茶叶等）会刺激肠胃，阻碍人体的消化吸收功能。

蛋白质+有机酸（调味料等）不利于人体对蛋白质的吸收。

蛋白质+草酸（巧克力等）长期同时摄取这两种物质，会降低人体对食物中钙的吸收率。

蛋白质+果酸（水果类等）容易造成消化不良。

饮品类

酒+奶

错误搭配：奶酒　酒中的乙醇具有抑制脂肪氧化、促进脂肪合成等作用，会使脂肪蓄积在肝脏中，容易形成脂肪肝。酒与含大量脂肪的奶类合饮，更容易促使肝脏中的脂肪量增加。

高粱酒+胡萝卜

错误搭配：干贝鸳鸯球　高粱酒中的酒精易使原本抗氧化的类胡萝卜素转变成促氧化物质，攻击正常的细胞。肝脏在代谢过程中，可能产生毒性物质，从而影响肝脏功能。

你常犯的错：乙醇（酒类等）+脂肪（奶类等）会使肝脏的脂肪量增加，导致脂肪肝。

乙醇（酒类等）+类胡萝卜素（蔬菜、水果等）容易引发肝病。应避免一下子吃进大量类胡萝卜素，且不要与含酒精物质一起食用，以免诱发肝脏疾病。

错搭相忌食物引起急性中毒

肉类

猪肉＋山楂

错误搭配：山楂拌肉丝　猪肉中的蛋白质与山楂所含的鞣酸会结合成不利于人体消化的物质，可能导致呕吐等中毒现象发生。

猪肉＋茶叶

错误搭配：茶香肉片　茶叶中含有大量的鞣酸，遇上猪肉中的蛋白质，会形成不易消化吸收的物质，可能引发恶心、呕吐、腹痛等。

你常犯的错：蛋白质＋鞣酸搭配大量食用，可能出现腹痛、呕吐等中毒现象。

豆、蛋、奶类

黄豆＋薏米

错误搭配：薏米浆汁　黄豆中含有一种胰蛋白酶抑制物，它会抑制体内胰蛋白酶的作用，从而阻碍人体对薏米中蛋白质的吸收，同时刺激肠胃，进而引发恶心、呕吐等现象。

牛奶＋糖

错误搭配：甜味热牛奶　冷却的牛奶加糖不会有副作用，但是加热的牛奶放入糖就大有问题了。牛奶中含有一种赖氨酸，在高温下会与糖生成果糖基赖氨酸，不易被人体消化。此外，牛奶中的蛋白质遇上含有草酸与苹果酸的糖，这些有机酸达到一定的含量，就会使牛奶变性沉淀。

你常犯的错：胰蛋白酶抑制物＋蛋白质（豆类等）易引起恶心、呕吐、腹泻等症状。胰蛋白酶抑制物遇高温会被破坏，所以只要将含有胰蛋白酶抑制物的食物煮熟后食用，就不会导致中毒现象。
高温下的赖氨酸＋果糖（糖类等）会导致肠胃不适、腹泻等。
蛋白质＋苹果酸等有机酸（糖类等）会增加腹泻的发生概率。

水产类

虾＋橄榄

错误搭配：意大利海鲜面　虾中的蛋白质和钙与橄榄所含的鞣酸结合，不但会降低人体对蛋白质的吸收利用，还会形成不易消化的物质，导致肠胃不适。

　　除了同一道菜肴中的食材搭配之外，同时吃两道菜肴，或两种食材在不同的菜肴中，但同时食用，也可能对人体健康不利。与前面同一道菜的错配有所区别，以下的混杂进食可能是同时吃，也可能先后在5～10分钟内食用，先吃A再吃B，都可能对健康造成影响。

主食谷粮类

先吃全麦面包→再喝咖啡＝健忘、焦躁易怒

你常犯的错：咖啡因会破坏全麦面包所含的维生素B_1，大量食用会使维生素B_1缺乏，造成注意力不集中、健忘、焦虑不安、忧郁易怒、疲倦等。

先吃糙米饭→配海带汤＝静脉曲张、缺乏活力

你常犯的错：糙米中的维生素E遇到海带中的铁，会妨碍维生素E的吸收，经常搭配食用，可能引起静脉曲张、容易瘀血、缺乏活力与食欲。

蔬菜类

先吃菠菜→再喝牛奶＝消化不良、腹泻

你常犯的错：菠菜中的草酸碰上富含钙的牛奶，会形成草酸钙，同时菠菜中的草酸与牛奶中的蛋白质相遇会凝固，易引起消化不良，甚至腹泻。

先吃韭菜水饺→再喝蜂蜜水＝营养流失、腹泻

你常犯的错：含有维生素C的韭菜碰上含有铜、铁的蜂蜜，维生素C会因氧化而失去营养价值。同时，富含纤维素的韭菜与具有通便效果的蜂蜜同食，容易引起腹泻。

先吃烤甘薯→再吃苹果＝肠胃不适

你常犯的错：甘薯含丰富的淀粉，食用后胃会分泌大量胃酸，遇上苹果中的果胶、鞣酸，会生成不易溶解的凝块，让肠胃产生不适。

先吃大量白萝卜→再吃葡萄＝甲状腺肿大

你常犯的错：白萝卜与含有丰富植物色素的葡萄前后食用，在人体消化过程中会产生抑制甲状腺作用的物质，长期食用易诱发甲状腺肿大。

先吃萝卜丝饼→再吃橘子＝甲状腺功能不佳

你常犯的错：白萝卜会在体内产生一种硫氰酸代谢物，易和橘子中的类黄酮产生的代谢物相互作用，抑制甲状腺对碘的利用，影响甲状腺功能。

肉类

先吃腌熏食品→再喝啤酒＝致癌及消化道疾病

你常犯的错：常喝大量的啤酒，血液中的酒精含量较高，而腌熏食品多含有机胺，有些在加工或烹调过程中会产生多环芳烃类物质，两者结合，可能诱发癌症或消化道疾病。

先吃牛肉→再吃糖炒栗子＝消化不良、腹胀

你常犯的错：牛肉中的微量元素与栗子中的维生素C结合，会起氧化反应，破坏维生素C，形成不易被人体吸收的沉淀物质，造成消化不良。

先吃炒羊肉→再喝茶＝便秘

你常犯的错：羊肉中的蛋白质遇上茶叶中的鞣酸，会形成鞣酸蛋白质，减缓肠道的蠕动，易造成便秘，同时可能增加致癌物质被人体吸收的概率。

先吃炒牛心或牛肝→再喝茶＝便秘

你常犯的错：浓茶中的单宁酸会与牛心或牛肝中的铁结合，形成不易溶解的复合物质，影响人体对铁的吸收，所以尽量不要在饭前或饭后2小时内饮用浓茶。

先吃鸡排（鸡肉或猪肉大餐）→再饮酒＝双手发颤、记忆力差

你常犯的错：鸡排含有维生素B_1，而酒精会抑制肠道吸收维生素B_1，若长期搭配食用，可能会引起肌肉无力、手脚发颤、记忆力衰退等现象。

水产类

先吃凉拌海带→再喝山楂酸梅汤＝腹痛、便秘

你常犯的错：海带中含有碘、钾、钙等，碰上山楂所含的果酸，会产生不易消化的物质，刺激肠胃，导致出现恶心、呕吐、腹痛、腹泻等症状。

先吃海鲜锅→再喝山楂酸梅汤＝呕吐、腹泻

你常犯的错：海鲜所含的蛋白质碰上山楂的鞣酸，易引发腹泻、呕吐等。

先吃螃蟹→再吃香瓜＝呕吐、腹泻

你常犯的错：螃蟹含蛋白质，而香瓜含鞣酸，两者遇上，会凝固成不易消化的物质，长时间停留在肠道中发酵，易引起呕吐或腹泻；此外，两者都属寒凉食物，肠胃虚弱者不宜多食。

先吃海鲜→再喝啤酒＝痛风、降低营养价值

你常犯的错：海鲜含有大量的蛋白质与嘌呤，而啤酒中富含分解这两种成分的重要催化物——B族维生素；如果吃海鲜同时喝啤酒，啤酒会抑制尿酸的排泄，容易

导致血液中的尿酸含量急速升高，诱使痛风发作，可能引起痛风性肾病、痛风性关节炎等。鲜鱼含有大量维生素D，吃海鲜配酒，会减少维生素D的吸收。

豆、蛋、奶类

喝完豆浆→再吃橘子＝消化不良

你常犯的错：富含蛋白质的豆浆遇到蔬果中的果酸，会使蛋白质凝固变性，导致消化不良。

先吃豆腐→再喝蜂蜜水＝消化不良

你常犯的错：豆腐中的蛋白质遇到蜂蜜水中的有机酸，会产生沉淀物质，较难被人体消化吸收。

先吃豆腐→再喝牛奶＝营养价值降低

你常犯的错：豆腐中含有一种胰蛋白酶抑制物，会抑制肠道吸收牛奶中的蛋白质，使营养价值降低。

先喝牛奶→再吃橘子＝腹胀、腹痛、腹泻

你常犯的错：牛奶属胶体混合物，遇到柑橘中的果酸，会使蛋白质沉淀，发生凝固现象，不利于人体对柑橘中营养成分的消化吸收，甚至造成肠胃不适，引发腹胀、腹痛、腹泻等。

先吃荷包蛋→再吃柿子＝腹痛、腹泻

你常犯的错：鸡蛋中的蛋白质与柿子中的鞣酸相遇，会形成鞣酸蛋白质，沉淀在肠胃中，可能造成腹痛、腹泻等。

辛香调味料

先吃葱饼→再喝蜂蜜水＝腹泻

你常犯的错：葱的营养成分碰到蜂蜜中的有机酸、酶类物质，会产生不利于肠胃蠕动的物质，进而导致腹泻。

饮品

先喝酒→再喝咖啡＝心血管病变、烦躁

你常犯的错：酒精加上咖啡因，会加重对大脑皮质的刺激，在心情紧张或烦躁时饮用，会增加负面情绪；若有心脏问题，容易因血管扩张、血液循环加速而引发心血管病变。

第一章

荤食的吃法千百种，
吃对了才能更健康

荤食中含有很多人体需要的营养，但是荤食中也含有较多的脂肪，热量高胆固醇也高，很容易引起身体的不适。所以，在吃荤食的时候应该有所节制。当然，我们还可以为荤食选择一些好搭档，既可以保证营养，又能减少荤食的缺陷。

健康吃肉，烹饪有讲究

肉是膳食中重要的蛋白质来源，其脂肪含量也往往较高，要吃得健康，在烹调和搭配上一定要下工夫。

用热水漂洗肉块能洗去脂肪

有些人爱吃肉，但不喜欢上面那层白白的脂肪，怎么办呢？可能有人会想到在切成块的肉上铺一层厚纸巾，以帮助吸收油脂。不过，这样既麻烦又不卫生，现在教大家一个很简单的"热水漂洗法"。

把肉块放在漏勺里，直接用热水冲淋、漂洗就行了。之所以这样做，是因为肉的脂肪组织内含有大量的蛋白质，这些蛋白质可分为肌溶蛋白和肌凝蛋白两种，肌溶蛋白的凝固点是15～16℃，极易溶于水，当猪肉被置于热水中的时候，大量的肌溶蛋白就会溶于水中，同时肌溶蛋白里含有的有机酸、谷氨酸和谷氨酸钠盐等各种物质也会一并被浸出，这样就可去掉大约一半的脂肪，从而减少脂肪的摄入量。

烧煮肉骨切忌加冷水

很多人在烧煮排骨之类的肉骨食物时，往往会犯这样一个错误：烧煮途中发现汤汁少了，随手加进一些冷水，这是烹调肉骨食物的绝对禁忌，因为肉类、骨头中含有大量的蛋白质和脂肪，若在烧煮中途加冷水，汤的温度就发生了变化，蛋白质和脂肪遇冷会迅速凝固，肉骨表面的空隙骤然收缩，不易烧烂，肉、骨本身的鲜味也会受到影响。另外，肉骨和水形成汤，汤中溶质分子和溶剂分子永远不停地运动，形成渗透现象，有一定的饱和度。如果中途加水，会打破这种饱和度。

因此，烧煮肉骨时切忌中途添加冷水，要把冷水一次性加足。如果中间发现汤汁过少，要加开水，而不是冷水。

冻肉不宜在高温下解冻

如果问大家是怎么解冻冻肉的，可能很多人会回答选择高温方式快速解冻，比如放入锅中蒸煮或者放入微波炉中加热。用这些方法解冻，可能会发现肉不仅解冻了，还可能熟了，而且盛肉的容器里还会出现一些水，这些水除了是冻肉的冰化成的外，也有很大一部分是十分有营养的肉汁。而且半熟的肉品再烹制，就会失去原来的味道和口感。

下面介绍两种最为有效的解冻方法，供大家参考：

铝锅解冻法——准备好两个铝锅，先把一个铝锅底朝上放在桌上，然后把冻肉放在铝锅的底上，接着再把另一个铝锅底部朝下，轻轻地压在冻肉上，压5分钟左右，即可解冻。用两个铝锅之所以能快速让冻肉解冻，是因为利用了铝制品极强的导热性，把冻肉两端紧贴在铝锅上时，冻肉就通过铝锅迅速和周围的空气做热交换，不停地热交换后，冻肉就会在很短的时间内化开了。如果家中没有铝锅，铝盖、铝盆同样可以。

用盐水或醋解冻——先把冻肉放在冰箱冷藏区1～2个小时，让冻肉先变软，然后将肉放在盐水里彻底解冻。还可以用叉子蘸点醋叉入肉中，同样也可以加快解冻速度。

做好肉菜，要选对调料

香辛料

香辛料包括辛辣类的葱、姜、蒜、辣椒、胡椒、花椒等；芳香类的肉桂、丁香、肉豆蔻等；香草类的茴香、甘草、百里香等；上色类的姜黄、红椒、藏红花等。咖喱粉、辣椒粉、五香粉则是混合类香辛料的代表。

葱：常用于爆香、去腥。

姜：去腥、除臭，增加菜肴风味。

蒜：用其爆香料，可切片或切碎。

辣椒：可增加菜肴辣味，并使菜肴色彩鲜艳。

花椒：亦称川椒，常用来红烧及卤。花椒粒炒香后磨成的粉末即为花椒粉，若加入炒黄的盐则成为花椒盐，常作油炸食物蘸食之用。

大料：常用于红烧及卤。香气极浓，宜酌量使用。

干辣椒：可去腻、去膻味。以油爆炒时，需注意火候，不宜炒焦。

五香粉：五香粉包含桂皮、大料、花椒、丁香、甘香、陈皮等香料，味浓，宜酌量使用。

调味酒

调味酒的作用主要是去除鱼、肉类的腥膻味，增加菜肴的香气，有利于咸甜等各种味道充分渗入菜肴中。

黄酒：它没有经过蒸馏，酒精含量低于20%。从理论上来说，啤酒、白酒、黄酒、葡萄酒、威士忌都可用作料酒。但长期的实践发现，以黄酒烹饪效果最佳。

料酒：它是用黄酒作为原料，另外再加入一些香料和调味料做成的，是一种烹调用调味酒，因此做菜时用料酒效果也很好。

醋

醋在中国菜的烹饪中有举足轻重的地位，除了调味之外，醋在烹调中还可去除鱼、肉之毒，减少蔬菜维生素流失。

白醋：是以白酒为原料，加醋种和豆腐水发酵而成，所以澄清无色，酸味柔和，用来去除动物内脏的异味，效果非常好。

米醋：香而不涩，酸而不烈，适合糖醋口味的菜品。

山西老陈醋：比一般的醋酸味更浓烈，色泽深，口感醇厚而不涩，这种醋越放越香、久放不坏，适合腌渍用。

镇江香醋：被称为"醋中之王"，它具有酸而不涩、香味浓郁、色泽黑中带亮、口感微甜、浓稠醇香的特点，适合制作多种凉菜和热菜。

猪肉

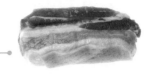

猪肉中的蛋白质大部分集中在瘦肉中，瘦肉中还富含铁质，可以起到补铁的作用，能够预防贫血。猪肉的纤维组织比较柔软，含有大量的肌间脂肪，因此容易被人体吸收。多吃猪瘦肉有滋阴润燥的作用，对热病伤津有一定疗效。

相宜搭配

猪肉＋大蒜＝促进血液循环，消除身体疲劳，增强体质

猪瘦肉中含有维生素B_1，与大蒜的蒜素结合，不仅可以使维生素的析出量提高，延长维生素B_1在人体内的停留时间，还能促进血液循环以及尽快消除身体疲劳，增强体质。

猪肉＋菜豆＝提高人体对猪肉中维生素B_{12}的吸收率

菜豆中的天然叶酸含量相当丰富，与猪肉搭配，可提高人体对猪肉中维生素B_{12}的吸收率。

猪肉＋菜花＝帮助人体吸收瘦肉中的蛋白质

菜花中B族维生素的含量较高，与瘦肉搭配，可帮助人体吸收瘦肉中的蛋白质。

猪肉＋莲子＝营养丰富

莲子可以补虚损、除寒湿，猪肉含有丰富的动物性蛋白质，猪肉与莲子搭配协调，能产生更好的效果。

不宜搭配

猪肉＋黄豆＝影响营养吸收，可能会引起腹胀

黄豆含有较多植酸，不利于肉中蛋白质和矿物质被人体吸收；黄豆中所含的多酚，会影响人体对肉类蛋白的消化吸收；黄豆纤维素中的醛糖酸残基会影响人体对肉类中矿物质的吸收利用；黄豆还含有产气的化合物，与肉类同食，易引起腹胀。因此，猪肉、猪蹄炖黄豆并不科学。

猪肉＋茶＝易产生便秘

猪肉＋鲫鱼＝不利于营养吸收

猪肉性寒，鲫鱼性温，同食易引起不良反应，有损健康。

猪肉＋鳖肉＝引起肠胃不适

猪肉和鳖肉都属于寒性食物，两者同食，易引起肠胃不适，有损健康。

选购宜忌

买猪肉三看：第一，看颜色。有光泽、红色均匀、脂肪洁白的是新鲜的；而肉皮上有出血点或充血痕，肉色发暗，脂肪呈黄色或红色的则不新鲜。第二，看手感。感觉肌肉外表不粘手，散发出正常香味，用手指压肌肉后凹陷部分能立即恢复的为新鲜肉；如果肌肉无光泽，手指按压后其凹陷部分不能立即恢复的可能是死猪肉。第三，看切面。买猪肉时，可用刀子在肉上每隔1厘米划几道口子，仔细观察切面，若发现石榴子大小的水泡则是米猪肉。

烹调宜忌

☑宜：①切猪肉时，在猪肉上洒点水，可以防止猪肉粘刀。②炖肉时，先将猪肉放入沸水中烫一下，然后再换水用小火慢炖，这样可去除肉的腥味。③猪肉过油的油温在150℃左右最合适。油温判定方法为：油锅烧到稍微冒烟，放入一根葱段，如果葱段马上浮起就表示油温够热了。

食用宜忌

☑宜：猪肉含有优质的蛋白质和人体必需的脂肪酸，能够促进人体对铁的吸收，改善缺铁性贫血等症状，同时增强免疫力，抵抗病毒侵害。

☒忌：猪肉的热量较高，肥胖者和血脂高者不宜多吃。

贮藏心得

买回的猪肉先用水洗净，然后分割成小块，分别装入保鲜袋，再放入冰箱冷冻保存。或者先冷冻一会儿，等冻结后再分开放，这样就不会粘在一起了。

蒜泥白肉

〔材料〕猪臀肉500克、大蒜50克。

〔调料〕酱油、冰糖、红油、大料、盐、味精。

做法

1 猪臀肉洗净，入汤锅煮熟，再用原汤浸泡至温热，捞出用餐巾纸擦干水分，切成长约10厘米、宽约5厘米的薄片装盘。

2 大蒜切末，加盐和煮过猪肉的冷汤调成稀糊状，做成蒜泥待用。

3 酱油中加入冰糖、大料，在小火上熬成浓稠状，加味精做成酱料待用。

4 将蒜泥、酱料、红油兑成味汁，淋在肉片上即可。

肉片焖四季豆

〔材料〕四季豆300克、猪瘦肉100克。

〔调料〕植物油、蒜末、姜末、盐、酱油、味精。

做法

1 将猪肉洗净，切成片；四季豆择洗干净，切成3厘米长的段。

2 炒锅倒油烧热后先炒肉片，然后放入姜末、酱油同炒，待肉片变色后盛出。

3 锅洗净烧热，放油煸炒四季豆，待四季豆表面翠绿时加半杯温水，盖上锅盖，小火将扁豆焖至熟软，放入肉片，加盐、味精调味，大火快炒几下关火，撒入蒜末即可。

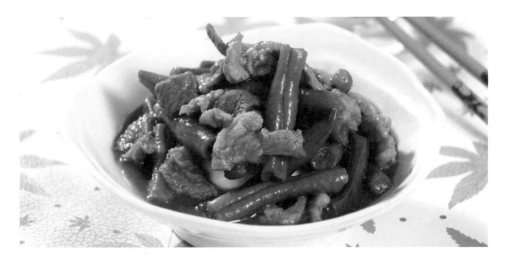

牛肉

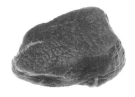

牛肉味甘性平，所含的肌氨酸比其他食物都高，并含有锌、铁、蛋白质，还有大量的B族维生素和肉毒碱，对肌肉生长具有很好的促进作用，还有补脾胃、养五脏、益气血、强筋骨的功效。

相宜搭配

牛肉＋土豆＝保护胃黏膜

牛肉极富营养，但它的纤维较粗，会影响胃黏膜；土豆含有丰富的叶酸，可保护胃黏膜。土豆与牛肉同食，有利于人体对营养的吸收，还可以保护胃黏膜。

牛肉＋香菇＝易于消化和吸收

牛肉是温补性肉类，不上火，可健脾养胃；香菇富含核糖核酸、香菇多糖等，易被人体消化吸收。

牛肉＋南瓜＝健胃益气

牛肉营养丰富，南瓜富含维生素C和葡萄糖。两者同食，可以健胃益气。

牛肉＋生姜＝驱寒、治腹痛

牛肉可补阳暖腹，生姜可驱寒保暖。两者搭配食用，可驱寒、治腹痛。

不宜搭配

牛肉＋白酒＝上火，引起牙龈发炎

牛肉性甘温，补气助火，白酒物性属于大温。两者相配食用上火，可引起牙龈发炎。

选购宜忌

新鲜牛肉色红均匀有光泽，脂肪洁白或呈淡黄色；外表微干或有风干膜，不粘手，弹性好；变质肉的外表粘手或极度干燥，新切面发黏，指压后凹陷不能恢复，留有明显压痕。老牛肉肉色深红、肉质较粗；嫩牛肉红色均匀，外表微干或有风干膜，不粘手，肉质与脂肪坚实，无松弛感。

☑**宜**：①炒牛肉片之前，先用啤酒将面粉调稀，淋在牛肉片上，拌匀后腌30分钟，可增加牛肉的鲜嫩程度。炖牛肉要使用热水，不要加凉水，热水可以使牛肉表面的蛋白质迅速凝固，防止肉中氨基酸外浸，保持肉味的鲜美。②牛肉不易熟烂，烹制时放一个山楂、一块橘皮或一点茶叶，可以使其易烂入味。③如果牛肉过油，油量要多、火要大，搅拌速度要比猪肉过油更快。1分钟左右即可熄火，沥干油分，否则牛肉的肉质很快就会变老。④先将牛肉放到冰箱中冷冻，冻结后再切再腌，这样更好切，且腌渍效果更好。⑤牛肉除了牛柳、牛脊肉之外，大部分的纤维较粗糙，筋又多，因此处理牛肉的第一步就是先去筋。⑥牛肉的纤维比较粗，可先整块用塑料袋包好，然后用刀背敲打，使纤维断裂后再切。切丝时必须顺着垂直纹路切，切薄一点，以便能迅速炒熟。

☑**忌**：牛肉加腌料时不可用盐调味，因为盐会使牛肉中的水分渗出，失去肉汁而使肉质变韧。

☑**忌**：牛肉不宜多吃，最好一周吃1次，每次80克左右。

推荐菜谱 🥣

白汁牛肉

〔**材料**〕牛肉100克、土豆150克。

〔**调料**〕姜片、葱丝、植物油、盐、味精、料酒。

🔴 做法 ➡

1 牛肉洗净，切成块，用沸水焯氽烫约1分钟。

2 土豆去皮，洗净，切成块。

3 锅内倒植物油烧热，先放葱丝、姜片炒香，再放牛肉块翻炒3分钟，加水、盐、味精、料酒、土豆块，用小火续煮30分钟后即可。

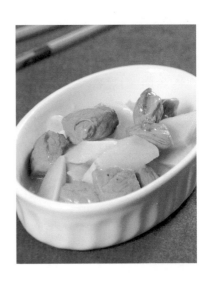

香菇烧牛肉

〔**材料**〕牛肉500克、鲜香菇150克。

〔**调料**〕姜块、蒜瓣、葱段、豆瓣酱、沙姜、大料、桂皮、花椒、盐、白糖、酱油、胡椒粉、味精、料酒、鲜汤、水淀粉、植物油。

做法

1 将牛肉切小块，入沸水中汆至变色，捞出，冲洗干净；香菇洗净，去蒂，切块。

2 锅中倒入植物油烧热，放入花椒、豆瓣酱炒香，倒入鲜汤，煮沸后滤去渣滓。

3 转入高压锅，放入牛肉块，加香菇块、姜块、蒜瓣、葱段、沙姜、大料、桂皮、胡椒粉、酱油、料酒、白糖，上火压约20分钟至熟软后，加盐调味，将牛肉块连汤汁倒入炒锅内。

4 用水淀粉勾芡，起锅装盘即可。

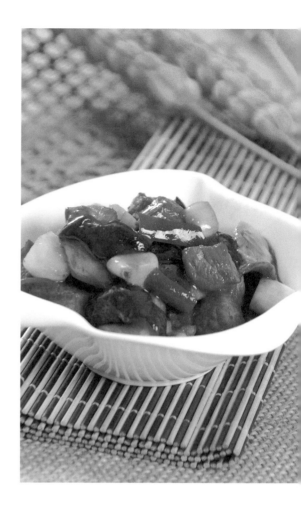

南瓜牛肉汤

〔**材料**〕南瓜500克、牛肉250克。

〔**调料**〕葱花、姜丝、味精、盐、胡椒粉、牛肉汤。

做法

1 南瓜去皮，冲洗干净，去瓤，切方块，放在盆内。

2 牛肉剔去筋膜，洗净，切成块，在沸水锅内汆烫一下捞出，冲去浮沫。

3 牛肉块放锅内，加适量牛肉汤，放置大火上烧沸，再加入南瓜块、姜丝、葱花同煮，待牛肉熟透，用胡椒粉、盐、味精调味即可。

羊肉

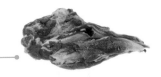

羊肉含有丰富的维生素及矿物质，能够补精血，促进血液循环，使皮肤红润。其肉质细嫩，脂肪及胆固醇含量比猪肉、牛肉低，可作为冬季进补品。羊肉性温热，具有补气滋阴、暖中补虚、开胃健力的功效。

相宜搭配

羊肉＋生姜＝可治腰背冷痛、四肢风湿疼痛

羊肉可补益气血、和温肾阳，生姜有止痛、祛风湿等作用。生姜和羊肉同食既能去腥膻，又能温阳祛寒。

不宜搭配

羊肉＋南瓜＝易引起胸闷腹胀、肠胃不舒

羊肉可以补虚，是大热之物，南瓜可以补中益气。两者同食，易引起胸闷腹胀、肠胃不舒。

羊肉＋茶＝便秘

羊肉含丰富的蛋白质，能与茶叶中的鞣酸生成鞣酸蛋白质。这种物质可使肠的蠕动减弱，引起便秘。

羊肉＋乳酪＝产生不良反应

羊肉是大热之物，乳酪则性寒味酸，两者功能相反；且乳酪中的酶易与羊肉产生不良反应。

羊肉＋醋＝性味相反，不宜同食

羊肉大热，功能益气补虚；醋中含蛋白质、糖、维生素、醋酸及多种有机酸，其性酸温，消肿活血，应与寒性食物配合，与羊肉不宜。

选购宜忌

☑**宜：**①新鲜羊肉肉色鲜红而均匀，有光泽，肉质细而紧密，有弹性，外表略干，不粘手，气味新鲜，无其他异味。②小羊肉肉色浅红，肉质坚而细，富有弹性。

☒忌： ①不新鲜的羊肉肉色深暗，外表粘手，肉质松弛无弹性，略有氨味或酸味。变质的羊肉色暗，外表无光泽且粘手，有黏液，脂肪呈黄绿色，有异味甚至臭味。②老羊肉肉色深红，肉质略粗，不易煮熟，新鲜老羊肉气味正常。

烹调宜忌

☑宜： ①萝卜去膻法：在白萝卜上戳几个洞，放入凉水中和羊肉同煮，烧开后将羊肉捞出，再单独烹调，即可去除膻味。②米醋去膻法：将羊肉切块放入水中，加点米醋，待煮沸后捞出羊肉，再继续烹调，也可去除羊肉膻味。③绿豆去膻法：煮羊肉时，若放入少许绿豆，可去除或减轻羊肉膻味。④料酒去膻法：生羊肉用凉水浸洗几遍，切片、丝或小块装盘，再用适量料酒、小苏打、食盐、白糖、味精、清水拌匀，待羊肉充分吸收调料后，再取蛋清3个、淀粉50克上浆，腌几小时，料酒和小苏打可充分去除羊肉中的膻味。

食用宜忌

☑宜： 羊肉的钙、铁、磷含量丰富，而铁和磷在人体内利用率较高；羊肉中的维生素B_1、维生素B_2、烟酸含量较高；其含糖量较低，营养价值很高。冬天吃羊肉可益气补血，增加御寒能力。

☒忌： 羊肉燥热，不宜多吃，建议每次食用50克左右。

推荐菜谱

子姜炒羊肉丝

〔材料〕羊里脊肉丝500克，青蒜段少许，嫩姜丝、甜椒丝各50克。

〔调料〕植物油、甜面酱、酱油、盐、料酒、水淀粉。

● 做法

1 羊里脊肉丝加料酒、盐拌匀，腌渍入味；将水淀粉、酱油调成芡汁。

2 锅内倒植物油烧热，放入甜椒丝煸炒至断生，盛入碗内。

3 锅内再倒植物油烧至七成热，下羊里脊肉丝炒散，加嫩姜丝、甜椒丝、青蒜段炒几下，加甜面酱炒匀，放芡汁，翻炒几下即可。

鸡肉

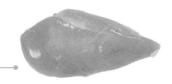

鸡肉味甘性温，具有补虚暖胃、温中益气、强筋壮骨的功效。鸡肉含有较多的不饱和脂肪酸，能够降低对人体健康不利的低密度脂蛋白胆固醇。鸡肉中蛋白质的含量较高，氨基酸种类多，而且易消化，很容易被人体吸收利用，有增强体力的作用。

相宜搭配

鸡肉＋竹笋＝暖胃益气

竹笋性微寒，可以清热消痰、健脾胃。鸡肉具有低脂肪、低糖、多纤维的特点，与竹笋搭配，可以暖胃益气，尤其适合胖人食用。

鸡肉＋栗子＝增强人体的造血功能

鸡肉可以补脾造血，栗子亦能健脾。两者搭配，有利于人体吸收鸡肉的营养成分，增强人体的造血功能。

鸡肉＋豌豆＝有利于人体吸收蛋白质

豌豆中B族维生素的含量较高，与鸡肉搭配，有利于人体对鸡肉中蛋白质的吸收。

乌鸡＋红枣＝补血

乌鸡味甘性平，补血功效特别突出；红枣也是补血佳品。两者一荤一素，相辅相成，是良好的补血佳品。

不宜搭配

鸡肉＋大蒜＝功能相反，性味不合

鸡肉性温，可以下气、祛风、杀毒，大蒜性热，两者功能相反，不可以同时食用。

鸡肉＋芥末＝容易导致上火

鸡肉性温，属温补之物，芥末性热，两者同食，易使火热更盛。

鸡肉＋芹菜＝不利于营养吸收

选购宜忌 🍜

☑**宜：** 新鲜的鸡肉肉质紧密，颜色呈粉红色且有光泽，鸡皮呈米色，并有光泽和张力，毛囊突出。

☒**忌：** 不要挑选肉和皮的表面比较干或含水较多、脂肪稀松的鸡肉。

烹调宜忌 🍳

☑**宜：** 鸡肉用药膳炖煮，营养更全面。带皮的鸡肉含有较多的脂类物质，所以较肥的鸡应该去掉鸡皮再烹制。

食用宜忌 👨‍🍳

☑**宜：** 鸡肉对营养不良、畏寒怕冷、乏力疲劳、月经不调、贫血、虚弱等症有食疗作用。

☒**忌：** 鸡肛门上方的肥肉块是淋巴最集中处，储存了很多病菌和致癌物质，不宜吃。

贮藏心得 ❤

鸡肉较容易变质，购买后要马上放进冰箱里。如果一时吃不完，最好将剩下的鸡肉煮熟保存，不宜保存生鸡肉。

推荐菜谱

栗子炒鸡块

〔材料〕去骨鸡肉250克、鲜栗子肉100克。

〔调料〕植物油、酱油、盐、醋、味精、料酒、白糖、香油、葱段、水淀粉。

🅑 做法

1 去骨鸡肉洗净，用刀背拍松，切方块；栗子肉煮熟，切开；将料酒、酱油、白糖、醋、味精、盐、水淀粉调成芡汁。

2 油锅用中火烧至五成热，下鸡块滑散，10分钟后捞出，待油温升至七成热，再下鸡块、栗子滑炒10秒左右，捞出。

3 余油煸香葱段，倒入鸡块、栗肉和芡汁，翻炒至鸡块、栗肉包上芡汁，淋上香油即可。

竹笋蘑菇烧鸡条

〔材料〕鲜竹笋500克、熟鸡肉250克、蘑菇50克。

〔调料〕大葱、姜、黄酒、白糖、盐、味精、植物油、鸡汤。

🔴 做法

1 鲜竹笋去皮，洗净，放入沸水中煮10分钟，切条，蘑菇洗净。

2 熟鸡肉切成4厘米长、2厘米宽的条。

3 姜、大葱洗净，姜拍破，大葱切成段。

4 笋条放入热油锅中煸炒，加鸡汤兑成鲜汤。

5 放入鸡肉、蘑菇煮沸后，烹入黄酒，下姜、葱段烧至竹笋熟，加入白糖、味精调味即可。

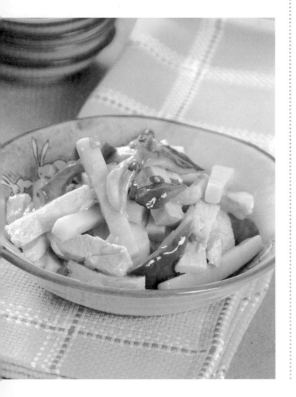

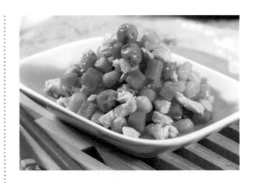

奶香玉米炒豌豆

〔材料〕鸡脯肉200克，玉米粒100克，胡萝卜、豌豆各50克，牛奶150毫升。

〔调料〕植物油、蒜末、盐、水淀粉。

🔴 做法

1 鸡脯肉、胡萝卜均洗净，切丁，与玉米粒、豌豆一起氽熟。

2 锅中植物油烧热，炒香蒜末，炒匀鸡肉丁、玉米粒、胡萝卜丁、豌豆，放牛奶煮沸，加盐调味，用水淀粉勾芡即可。

红枣乌鸡汤

〔材料〕乌鸡1只、银耳30克、鲜百合20克、红枣8颗。

〔调料〕香葱末、姜片、盐。

🔴 做法

1 银耳用水浸泡20分钟，洗净；百合掰开洗净；红枣洗净，用刀背稍微拍裂。

2 乌鸡洗净，去内脏，氽烫后冲洗干净。

3 煮沸适量水，下乌鸡、银耳、百合、盐、姜片，水沸后转小火煲2个小时，加香葱末、盐调味。

鹅肉

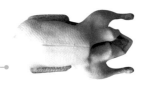

鹅肉是一种高蛋白质、低脂肪、低胆固醇的健康肉类。鹅肉味甘性平，无毒，富含不饱和脂肪酸，具有补虚益气、暖胃生津、祛风湿、防衰老的功效，尤其适合冬天食补，也是中医食疗的上品。

相宜搭配

鹅肉＋竹荪＝美容养颜

鹅肉和竹荪一起煮汤，经常食用，具有降血压、降血脂、抗过敏、美容养颜的功效。

不宜搭配

鹅肉＋鸡蛋＝伤元气、损脾胃

鹅肉＋柿子＝损脾胃

鹅肉＋鸭梨＝易伤肾脏

食用宜忌

☑**宜**：鹅肉脂肪含量较低，且多为有益健康的不饱和脂肪酸。对预防高血压、冠心病、动脉硬化等疾病有一定食疗作用。

推荐菜谱

竹荪鹅肉汤

〔**材料**〕水发竹荪200克、鹅肉300克、水发香菇50克。

〔**调料**〕料酒、盐、味精、酱油、高汤、植物油、葱花、姜片、桂皮。

🍲 做法

1 水发竹荪切去两头，洗净，切段；水发香菇洗净，切块；鹅肉洗净，切块。

2 锅置火上，放植物油烧热，加入葱花、姜片煸香，加鹅肉块煸炒至变色，加入竹荪段、香菇块煸炒片刻，烹入料酒、酱油、桂皮、味精、盐、高汤烧沸，转小火焖炖至鹅肉熟而入味即可。

鸭肉

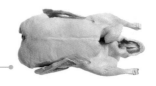

鸭肉寒凉，有滋阴补血、清肺解热、补虚劳、消水肿等功效。鸭肉所含的饱和脂肪酸量比猪肉、羊肉少，如摄入太多饱和脂肪酸，会造成动脉粥样硬化，所以吃鸭肉要比吃猪肉、牛肉、羊肉好。

相宜搭配

鸭肉＋山药＝补阴养肺

鸭肉补阴，并可消热止咳。山药的补阴作用更强，与鸭肉同食，可消除油腻，同时可以很好地补肺。

老鸭＋沙参＝可治疗肺燥、干咳

老鸭性温无毒，有滋阴补血的功效；沙参性微寒，能够滋阴清肺、养胃生津；两者功能相似，同食可治疗肺燥、干咳，极具滋补性。

鸭肉＋酸菜＝滋阴养胃、清肺补血、利尿消肿

鸭肉和酸菜一起食用，营养丰富，可以滋阴养胃、清肺补血、利尿消肿、开胃利膈、杀菌、治寒腹痛。

鸭肉＋桂花＝滋阴补虚、化痰散瘀、利尿消肿

不宜搭配

鸭肉＋鳖＝令人阳虚、水肿、腹泻

鸭肉＋板栗＝中毒

烹调宜忌

炖制老鸭时，加几片火腿或腊肉，能增加鸭肉的鲜香味。

食用宜忌

☑**宜：**适宜水肿、产后病后体虚、大便干、遗精、妇女月经少、咽干口渴、糖尿病、肺结核、慢性肾炎、水肿等症患者食用。

☑**忌：**胃部冷痛、腹泻清稀、腰痛及寒性痛经之人忌食。

酸菜鸭肉汤

〔材料〕鸭脯肉200克、酸菜150克。

〔调料〕盐、味精、料酒、姜丝、葱丝。

● 做法

1 鸭脯肉洗净，切片，用沸水汆烫；酸菜洗净，切丝。

2 锅置火上，放入适量清水，放入鸭脯肉片、料酒、姜丝煮沸，再放入酸菜丝，转小火炖约30分钟，放入盐、味精调味，撒上葱丝即可。

贴心提示

鸭肉大补，一般多油，与酸菜搭配，则正好可以消除鸭肉的肥腻，做成一碗营养丰富、美味开胃的靓汤。

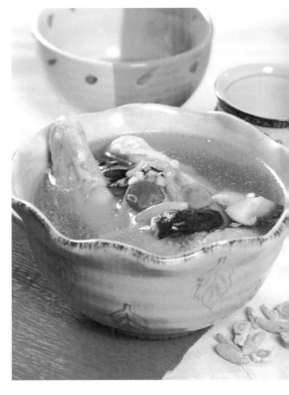

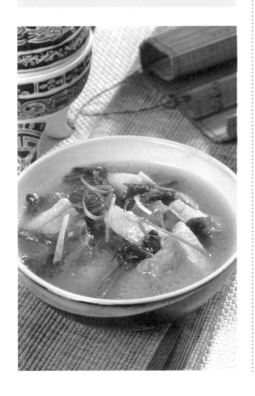

沙参天冬炖老鸭

〔材料〕沙参、黄精各10克，香菇20克，天冬15克，老鸭1只。

〔调料〕料酒、盐、姜丝、葱段。

● 做法

1 将老鸭宰杀后，去毛及内脏，清洗干净。

2 香菇泡发洗净，对切成两半；天冬、沙参、黄精分别切片。

3 将老鸭、沙参、黄精、天冬、香菇、姜丝、葱段、盐、料酒同放入炖锅内，加2500毫升水，置大火上烧沸，撇去浮沫，改用小火炖2小时，至鸭肉熟烂即可。

鸡蛋

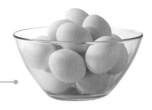

鸡蛋清性微寒而气清，能益精补气、润肺利咽、清热解毒，还具有护肤美肤的作用，有助于延缓衰老；鸡蛋黄性温而味甘，能滋阴润燥、养血息风。

相宜搭配

鸡蛋＋紫菜＝有利于人体吸收营养

鸡蛋富含营养，但胆固醇含量较高；而紫菜中含有大量可降低有害胆固醇的牛磺酸。两者同食，有利于人体对营养的吸收。

鸡蛋＋大豆＝降低胆固醇

鸡蛋虽然营养丰富，但胆固醇含量较高；大豆中含有皂草苷，能降低血清中胆固醇的含量。两者同食，有利于营养被人体吸收。

鸡蛋＋豆腐＝促进钙的吸收

鸡蛋含有维生素D，可促进人体对钙的吸收；豆腐含钙量较多，若与鸡蛋搭配，不仅有利于人体对钙的吸收，且营养更全面。

鸡蛋＋糯米酒＝营养更全面

糯米性温味甘，有补气散寒的功效；鸡蛋富含营养，易消化吸收。两者搭配，营养更全面，尤其适合产妇食用。

不宜搭配

鸡蛋＋豆浆＝降低蛋白质吸收

鸡蛋中丰富的蛋白质需经过胃蛋白酶和胰蛋白酶分解为氨基酸，然后才能被人体吸收利用，而豆浆中含有一种胰蛋白酶抑制物质，能破坏胰蛋白酶的活性，影响人体对蛋白质的消化和吸收。

鸡蛋＋茶＝影响人体对蛋白质的吸收

茶中单宁酸的含量较高，易与鸡蛋中的蛋白质形成不易消化的物质，影响人体对蛋白质的吸收。

鸡蛋＋糖精＝易中毒

鸡蛋＋味精＝影响味道

鸡蛋＋甲鱼＝损害健康

鸡蛋＋柿子＝腹泻、结石

鸡蛋＋甘薯＝会腹痛

鸡蛋＋消炎片＝会中毒

选购宜忌

买鸡蛋时可用拇指、食指和中指捏住鸡蛋摇晃，没有声音的是鲜蛋，手摇时发出晃荡的声音的是坏蛋，声音越大，坏得越厉害。也可以将鸡蛋对光观察，好鸡蛋蛋白清晰，呈半透明状，一头有小空室；坏蛋呈灰暗色，空室较大。有的鸡蛋有污斑，这是陈旧或变质的表现。

烹调宜忌

☑宜：做炒鸡蛋时，将鸡蛋顺一个方向搅打，并加入少量水，可使鸡蛋更加鲜嫩。

食用宜忌

☒忌：鸡蛋在形成过程中会带有细菌，未煮熟的鸡蛋不能将细菌杀死，容易引起腹泻。因此鸡蛋要经高温煮熟后再吃。但是也不要煮得过老，鸡蛋煮得时间过长，蛋黄表面会形成灰绿色硫化亚铁层，很难被人体吸收。蛋白质老化会变硬变韧，影响食欲，也不易消化。

☒忌：炒鸡蛋和炸鸡蛋含油量高，胆囊炎或胆结石患者千万不要多吃，最好是不吃。

贮藏心得

鸡蛋存放前不要用水冲洗，因为鸡蛋壳表面有一层薄薄的膜，它可以保护鸡蛋，不让空气进入，只需找一块布把它擦干净即可放进冰箱。

放鸡蛋时要大头朝上，小头在下，这样可使蛋黄上浮后贴在气室下面，既可防止微生物侵入蛋黄，也有利于保证鸡蛋的质量。

番茄炒鸡蛋

〔材料〕番茄200克、鸡蛋2个。

〔调料〕植物油、盐、白糖。

做法

1 将番茄洗净后用沸水烫一下，去皮，切块。

2 将鸡蛋打入碗中，加少许盐，用筷子充分搅拌均匀。

3 炒锅中放植物油烧热，将鸡蛋放入锅中炒熟，盛出。

4 炒锅中再放植物油烧热，下番茄块翻炒，放盐、白糖翻炒均匀，倒入鸡蛋翻炒几下出锅即可。

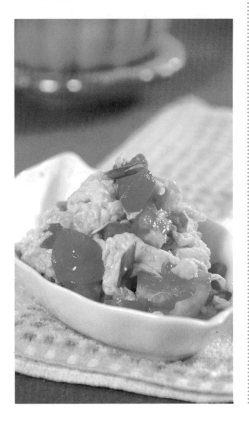

蛋奶豆腐

〔材料〕鸡蛋4个（取蛋清）、鲜奶1杯。

〔调料〕酒、盐、生姜、生抽。

做法

1 生姜洗净，榨汁。

2 将蛋清、鲜奶拌匀，加酒、姜汁、盐搅匀，倒入容器中。

3 锅中倒入清水，大火烧沸后，将蛋清、鲜奶隔水炖约2分钟，转小火继续炖15分钟，取出，冷却。

4 将冷却的蛋白鲜奶切成适当大小，用生抽调味即可。

蛋花空心菜汤

〔材料〕空心菜200克、鸡蛋2个。

〔调料〕植物油、清汤、盐、胡椒粉、香油、葱、姜。

做法

1 空心菜择洗干净，切成段；鸡蛋磕入碗中打散；葱、姜分别洗净，切成丝。

2 锅置火上，放入植物油烧至五成热时，放入葱丝、姜丝炝锅，加入空心菜略炒，随即加入清汤大火煮至汤沸，转小火淋入蛋液，加盐、胡椒粉调味，淋入香油即可。

鹌鹑蛋

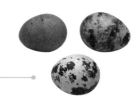

　　鹌鹑蛋和鸡蛋的营养价值在总体上是相当的，但它也有自己的独特之处，它所含的丰富的卵磷脂和脑磷脂，是高级神经活动不可缺少的营养物质，具有健脑的作用。

相宜搭配

鹌鹑蛋＋牛奶＝有利于营养被吸收

　　鹌鹑蛋含有丰富的卵磷脂，相当于鸡蛋的3～4倍，易被人体吸收；牛奶富含蛋白质和钙。两者搭配，适合胃弱体虚者食用。

不宜搭配

鹌鹑蛋＋菌类、猪肝＝面生黑斑、长痔疮

选购宜忌

　　鹌鹑蛋的外壳为灰白色，还有红褐色和紫褐色的斑纹，优质蛋色泽鲜艳、壳硬，蛋黄呈深黄色，蛋清黏稠。

烹调宜忌

　　☑**宜：**鹌鹑蛋一般要先煮熟，然后剥掉外壳，再与其他食材搭配做成菜肴。

食用宜忌

　　☑**宜：**鹌鹑蛋是心血管病患者的理想滋补品。

鸭蛋

　　鸭蛋的营养成分与鸡蛋相似，只是蛋白质含量不如鸡蛋高。鸭蛋味甘性凉，有滋阴、清肺、丰肌、润肤等功效，对水肿胀满等有一定的治疗作用，外用还可治疮毒。

相宜搭配

鸭蛋＋银耳、木耳＝滋肾补脑

　　鸭蛋和银耳、木耳一起食用，可以滋肾补脑，对用脑过度、头昏、记忆力减退等都有一定的疗效。

不宜搭配

鸭蛋＋甲鱼＝引起肠胃不适

　　鸭蛋和甲鱼都属于寒凉的食物，两者同食，易引起肠胃不适，尤其不适合肠胃虚寒的人。

鸭蛋＋李子＝中毒

选购宜忌

　　鲜鸭蛋外壳有一层白霜粉末，手指摩擦时应不太光滑。捏住鸭蛋摇晃，没有声音的是鲜蛋，手摇时发出晃荡的声音的是坏蛋。

烹调宜忌

　　宜： 做腌鸭蛋时，可以先将鸭蛋放在白酒中浸泡片刻，再捞出均匀撒上一层盐，然后放入透明的塑料食品袋中密封，放在阴凉干燥处，10天后就可吃到美味的咸鸭蛋了。

食用宜忌

　　宜： 适宜肺热咳嗽、咽喉肿痛、泻痢的人食用。

　　忌： 鸭蛋性偏凉，这一点不如鸡蛋性平，所以脾阳不足、寒湿下痢者不宜食用。

鸭蛋在放入冰箱保存时，要大头朝上，小头在下，这样可使蛋黄上浮后贴在气室下面，既可防止微生物侵入蛋黄，也有利于保证鸭蛋的质量。

推荐菜谱

咸蛋黄焗南瓜

〔材料〕小南瓜1个、咸鸭蛋4个（取蛋黄）。

〔调料〕葱段、植物油、料酒、盐、鸡精。

● 做法

1 将咸鸭蛋黄加适量料酒放入小碗中，入蒸锅隔水大火蒸8分钟取出，趁热用小勺碾散成细糊状。

2 小南瓜洗净去皮，切薄片。

3 炒锅中倒植物油烧热，大火爆香葱段，加入南瓜片煸炒至熟，倒入蒸好的咸鸭蛋黄，搅拌均匀，调入盐和鸡精即可。

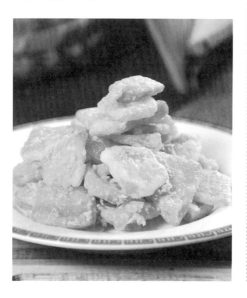

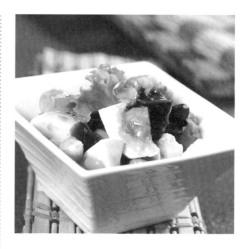

咸蛋黄虾仁

〔材料〕咸鸭蛋1个，虾仁200克，水发木耳、毛豆粒、生菜各20克。

〔调料〕植物油、料酒、胡椒粉、盐。

● 做法

1 木耳去蒂，与虾仁均洗净；生菜撕小朵，与毛豆粒分别洗净。

2 将虾仁用盐和少许料酒抓拌腌渍，洗净，沥水，切成粒状；咸鸭蛋去壳，与木耳一起切成小丁。

3 热锅温油，放入虾仁粒炒散至变色，盛出；锅留底油转为小火，放入咸鸭蛋丁翻炒，再加少许水、胡椒粉、盐后，加入木耳丁、虾仁粒、毛豆粒炒入味即可（食用时加生菜拌食）。

鲤鱼

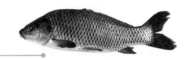

鲤鱼肉味甘性平，有下水气、利尿消肿的功效；入药具有开脾健胃、利小便、消腹水、消水肿、止咳镇喘、安胎通乳、清热解毒及发乳等疗效。

相宜搭配

鲤鱼＋米醋＝利湿

鲤鱼、米醋都具有利湿消肿的功能，两者同食，利湿效果更好。

鲤鱼＋香菇＝提供较全面的营养

鲤鱼富含蛋白质，且易被人体吸收；香菇富含核酸物质、香菇多糖和多种维生素。两者营养成分互补，同食可为人体提供较全面的营养。

鲤鱼＋花生＝有利于吸收营养

鲤鱼中的不饱和脂肪酸含量较多，但易被氧化为饱和脂肪酸，失去原有的营养功效；花生中含有丰富的维生素E，具有明显的抗氧化作用。两者搭配，有利于健康。

鲤鱼＋白菜＝可改善妊娠期水肿

鲤鱼＋赤豆＝可缓解脚气病、利尿

不宜搭配

鲤鱼＋鸡肉＝功能相反，不宜同食

鲤鱼性平，可以下气利水；鸡肉性温，可以补中助阳。两者功能相反，不宜同食。

鲤鱼＋狗肉＝功能相反，不宜同食

鲤鱼味甘性平，可以利水下气；狗肉性热，是上火之物。两者功能相反，同食对身体有害。

鲤鱼＋南瓜＝引起中毒

鲤鱼＋甘草＝引起中毒

鲤鱼＋咸菜＝易造成消化道癌变

咸菜中含有亚硝酸盐，会与鱼肉中的蛋白质生成一种致癌物质——亚硝胺，易造成消化道癌变。

鲤鱼＋酱＝易使人上火，引起口疮

鲤鱼属性热食物，酱也是性热之物，两者同食，易使人上火，引起口疮等症。

选购宜忌

最好的鲤鱼游在水的下层，呼吸时鳃盖起伏均匀，体呈纺锤形，青黄色，生命力旺盛。品质一般的鲤鱼游在水的上层，鱼嘴贴近水面，尾部向下垂。

烹调宜忌

☑**宜：**鲤鱼两侧皮内各有一条似白线的筋，在烹制前要把它抽出，这样可去除腥味。抽筋时，应在鱼的一边靠鳃后处和离尾部约3厘米处各横切一刀至脊骨，再用刀从尾向头平拍，使鳃后刀口内的筋头冒出，用手指尖捏住筋头一拉便可抽出白筋。

☑**宜：**鲤鱼肉质细，纤维短，极易破碎，切鱼时应将鱼皮朝下，刀口斜入，最好顺着鱼刺，切起来更干净利落。

食用宜忌

☑**宜：**用活鲤鱼和猪蹄炖汤服用，可治产后少乳。鲤鱼富含蛋白质、钙、磷、铁和B族维生素。鱼肉的脂肪主要是不饱和脂肪酸，有促进大脑发育的作用。

☒**忌：**鲤鱼胆汁有毒，吞食生、熟鱼胆都会中毒，引起胃肠不适、肝肾功能衰竭、脑水肿、中毒性休克，严重者可致死亡。

贮藏心得

在鲤鱼的鼻孔里滴一两滴白酒，然后把鱼放在通气的篮子里，上面盖一层湿布，可延长鲤鱼的保鲜时间。

糖醋鲤鱼

〔材料〕鲤鱼1条。

〔调料〕番茄酱、葱末、姜末、醋、酱油、白糖、盐、料酒、面粉、水淀粉、淀粉、姜汁、植物油、香菜。

做法

1 将鲤鱼宰杀，洗净，鱼身两侧每隔2厘米切一刀至鱼骨，然后顺骨切1.5厘米，使鱼肉翻起；用面粉、淀粉和适量水调成面糊，将鱼裹匀。

2 锅中倒入植物油烧至七成热，挂好糊的鱼再蘸上淀粉，投入炸熟，捞出控油。

3 锅内留少许底油烧热，加入葱、姜末爆香，捞出，放入酱油、白糖、盐、番茄酱、料酒、醋、姜汁烧开，加入水淀粉制成糖醋汁，浇在炸好的鱼上，用香菜点缀即可。

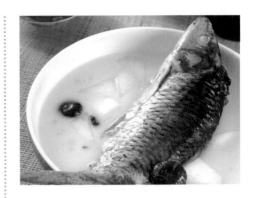

芪瓜香菇鲤鱼汤

〔材料〕生黄芪30克，香菇20克，冬瓜、鲤鱼各500克。

〔调料〕盐。

做法

1 将生黄芪用纱布包好，将冬瓜洗净，切块，将鲤鱼除去鳞、鳃和内脏，清洗干净。

2 将生黄芪、香菇、冬瓜、鲤鱼共入沙锅内加清水煮烂，加盐再略煮。

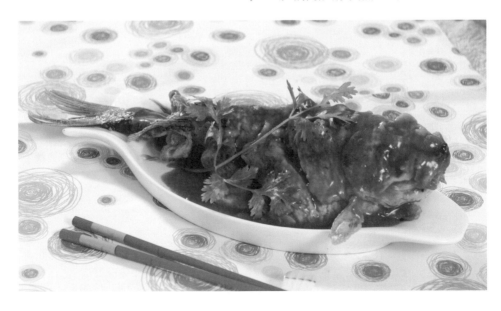

草鱼

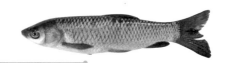

草鱼具有补中、利尿、平肝的作用，对心肌发育及儿童骨骼生长有特殊作用。它还具有截疟祛风的功效，对疟疾日久不愈、体虚头痛患者有一定疗效。

相宜搭配

草鱼＋油条、鸡蛋、胡椒粉＝益眼明目

草鱼和油条、鸡蛋、胡椒粉一起食用，可以益眼明目，适合老年人温补健身。

草鱼＋豆腐＝补中调胃、利尿消肿

草鱼＋冬瓜＝祛风、清热、平肝

食用宜忌

☑ **宜：** ①冠心病、高脂血症患者，小儿发育不良者，水肿、肺结核患者，产后乳少等患者适宜食用。②凡体虚气弱者，可作滋补食疗品。

☒ **忌：** 草鱼不宜大量食用，吃得太多，容易诱发各种皮肤疮疖。

推荐菜谱

草鱼烧豆腐

〔材料〕草鱼肉、豆腐各100克，竹笋片、青蒜段各适量。

〔调料〕植物油、酱油、料酒、盐、葱末、姜末、高汤。

做法

1 草鱼肉、豆腐分别洗净，切丁。

2 油锅烧热，下鱼丁炒成黄色，加料酒转小火加盖略焖。

3 锅内加入葱末、姜末、酱油，烧上色后，倒入高汤煮沸，下豆腐丁、竹笋片，再焖3分钟，转大火收汁，加入盐，撒上青蒜段，盛盘即可。

鲫鱼

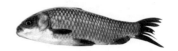

　　鲫鱼肉质细嫩，含有丰富的蛋白质，且易被人体消化吸收。鲫鱼味甘性平而温，具有益气健脾、利尿消肿、开胃调气、清热解毒、通乳汁等功效。

相宜搭配

鲫鱼＋木耳＝补充核酸，抗老化

　　鲫鱼和木耳中的核酸含量丰富，且脂肪含量低、蛋白质含量高，两者搭配，适合肥胖者和老人食用。

鲫鱼＋花生＝有利于营养的吸收和利用

　　花生富含维生素E，抗氧化能力较强，可以有效地抑制鲫鱼中的不饱和脂肪酸被氧化为饱和脂肪酸，有利于人体对鲫鱼营养的吸收和利用。

不宜搭配

鲫鱼＋芥菜＝引起水肿

　　鲫鱼味甘性温，有消肿解毒的功效；芥菜属于辛辣食物，通常腌渍后食用，含盐分较高。两者同食，易发生复杂的生化反应，引起水肿。

鲫鱼＋猪肉＝起生化反应，不利于健康

鲫鱼＋猪肝＝具有刺激作用

鲫鱼＋蜂蜜＝中毒

选购宜忌

　　选购鲫鱼时要买身体扁平、颜色偏白的，肉质会很嫩，不要买色黑的那种，肉太老。新鲜鲫鱼的眼略凸，眼球黑白分明，眼面发亮；次鲜鱼的眼下塌，眼面发浊。

烹调宜忌

　　☑**宜：**在熬鲫鱼汤时，可以先用油煎一下，再用沸水小火慢熬，鱼肉中的嘌呤就会逐渐溶解到汤里，整个汤呈乳白色，味道更鲜美。煎鱼的时候，先要在鱼身上抹一些干淀粉，这样既可以使鱼保持完整，又可以防止鱼被煎煳。

食用宜忌

宜： ①产后、手术后、病后体虚者经常吃一些鲫鱼有益于身体的康复。②肝炎、肾炎、高血压、心脏病、慢性支气管炎等疾病的患者也可以经常食用，以补营养，增强抗病能力。③适宜慢性肾炎水肿，营养不良性水肿之人食用；适宜孕妇产后乳汁缺少之人食用。④脾胃虚弱，饮食不香之人食用可起到开胃消食的作用。⑤适宜小儿麻疹初期，或麻疹透发不快者食用。⑥适宜痔疮出血，慢性久痢者食用。

忌： ①鲫鱼子含胆固醇较高，中老年人、高脂血症患者不宜多吃。②感冒发热期间不宜多吃。

贮藏心得

用浸湿的纸贴在鱼的眼睛上可延长鱼的保存时间。

推荐菜谱

木耳清蒸鲫鱼

〔**材料**〕木耳100克、净鲫鱼300克。

〔**调料**〕料酒、盐、白糖、姜片、葱段、植物油。

做法

1 鲫鱼洗净；木耳泡发，去杂质，洗净，撕成小朵。

2 将鲫鱼放入大盘中，加入姜片、葱段、料酒、白糖、植物油、盐腌渍半小时。

3 鲫鱼上放上木耳碎片，上蒸锅大火蒸20分钟至熟即可。

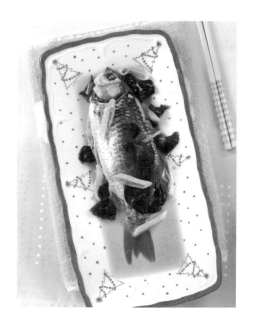

红枣花生鲫鱼排骨汤

〔材料〕猪排骨500克、花生150克、红枣50克、鲫鱼400克。

〔调料〕盐、姜片、植物油。

🔵 做法

1 猪排骨洗净，剁成段，汆水，捞出，沥水；鲫鱼宰杀洗净，在鱼身上划两刀；花生、红枣均洗净。

2 锅内倒油烧热，爆香姜片，放鲫鱼两面稍煎，盛出。

3 煲锅中倒八分满的水，煮沸，放猪排骨段、鲫鱼、姜片、花生、红枣，大火煮10分钟，转小火煲1.5小时，加盐调味即可。

葱油鲫鱼

〔材料〕小鲫鱼300克、葱丝15克。

〔调料〕姜片、花椒、料酒、盐、鸡精、植物油。

🔵 做法

1 鲫鱼处理洗净，放入沸水中汆一下捞出；锅置火上，放清水、料酒、盐、姜片烧沸，放鲫鱼，煮至半熟捞出，汤汁留用。

2 锅中植物油烧热，炸花椒油，煸炒葱丝，加料酒、鸡精、鲫鱼、煮鲫鱼的汤汁，大火收汁即可。

贴心提示

本品具有很好的滋补作用，非常适合中老年人和病后虚弱者食用。

尖椒鲫鱼

〔材料〕净鲫鱼600克，白芝麻10克，尖椒、红椒各20克。

〔调料〕植物油、辣椒酱、花椒、盐、料酒、味精、葱花、姜片、蒜片。

🔵 做法

1 尖椒、红椒分别洗净，去蒂及子，切丝。

2 锅内放适量植物油烧热，将鲫鱼炸至酥脆，捞出沥油；底油烧热，放入尖椒丝、红椒丝、姜片、蒜片、辣椒酱、花椒炒香，放入鲫鱼和少许水略炖，加入料酒、盐、味精、葱花、白芝麻收汁即可。

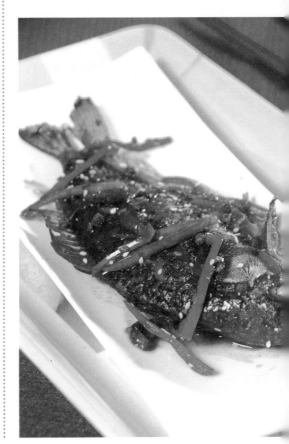

带鱼

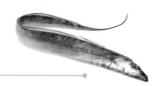

带鱼的脂肪含量高于一般鱼类，多为不饱和脂肪酸，具有降低胆固醇的作用。带鱼含有丰富的镁元素，对心血管系统有很好的保护作用，有利于预防高血压、心肌梗死等心血管疾病。其还含有一种抗癌物质，对白血病、胃癌、淋巴肿痛有一定疗效。

选购宜忌

新鲜的带鱼鱼鳞不脱落或少量脱落，呈银灰白色，略有光泽，无黄斑，无异味，肌肉有坚实感。

烹调宜忌

☑ **宜：** 带鱼腥气较重，不适合清蒸，最好是红烧或糖醋。

食用宜忌

☑ **宜：** 带鱼富含营养，适宜身体虚弱、头晕、腰酸者用于食补食疗。

☒ **忌：** 不要贪食带鱼，否则易伤脾肾，诱发旧病，尤其是患有脾肾疾病的患者应忌食。

推荐菜谱

脆香带鱼

〔**材料**〕带鱼300克，干朝天椒50克，花生、白芝麻各少许。

〔**调料**〕植物油、盐、味精、料酒、葱姜汁、香菜、葱丝。

做法

1 带鱼洗净，剁成三角块。

2 带鱼加盐、味精、料酒、葱姜汁入味，用油炸至金黄色，倒出沥油。

3 锅内放适量植物油，将除带鱼外的所有材料在锅里拌炒，然后放入带鱼，炒匀后再放入香菜、葱丝即可。

黄鱼

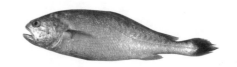

　　黄鱼含有丰富的蛋白质、微量元素和维生素，对人体有很好的补益作用。黄鱼含硒量较高，能清除人体代谢产生的自由基，延缓衰老，并对各种癌症有防治功效。

相宜搭配

黄鱼＋苹果＝全面补充营养

　　黄鱼中含有丰富的蛋白质、维生素和多种微量元素；苹果中维生素、微量元素的含量也较为丰富，同食有助于营养的全面补充。

不宜搭配

黄鱼＋荞麦面＝消化不良

　　荞麦面性寒，不易消化，黄鱼含脂肪较多，两者同食易消化不良。

选购宜忌

　　黄鱼的背脊呈黄褐色，腹部金黄色，鱼鳍灰黄，鱼唇橘红，应选择体型较肥、鱼肚鼓胀的，这样的黄鱼比较肥嫩。

烹调宜忌

　　☑**宜：**清洗黄鱼不必剖腹，可以用筷子从口中搅出肠肚，再用清水冲洗几遍即可。

食用宜忌

　　☑**宜：**经常食用黄鱼，能增进食欲，防治脾胃疾患和尿路结石等症。

　　☒**忌：**黄鱼属于近海鱼，易受污染，所以尽可能不要吃或少吃鱼头、鱼皮和内脏。

贮藏心得

　　黄鱼去除内脏，清除干净后，用保鲜膜包好，再放入冰箱冷冻保存。

黄鱼小馅饼

〔材料〕黄鱼肉50克。

〔调料〕牛奶、葱末、盐、植物油、淀粉。

🥢 做法

1 黄鱼肉洗净，剔去骨、刺，去皮，剁成泥。

2 将鱼肉泥放入碗内，加入葱末、牛奶、盐、淀粉，搅成稠糊状，制成有黏性的鱼肉馅，再分成5等份，做成5个小圆饼。

3 平底锅内倒油烧热，把鱼肉圆饼分别放入锅内，煎3分钟，至两面呈金黄色即可。

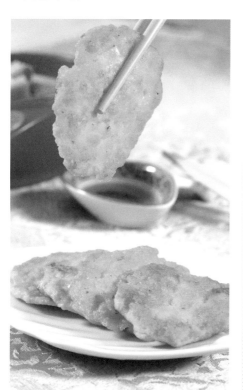

黄鱼豆腐煲

〔材料〕豆腐300克、黄鱼1条、春笋30克、水发香菇20克、蒜薹10克。

〔调料〕植物油、鲜汤、料酒、酱油、盐、白糖、味精、香油、水淀粉。

🥢 做法

1 将黄鱼处理洗净，切成段，加酱油浸渍；春笋去皮、水发香菇去蒂均洗净，切片；蒜薹洗净，切段；豆腐洗净，切块。

2 煲锅放油烧至七成热，放入黄鱼段，煎至金黄时，加酱油、盐、料酒、白糖、春笋片、香菇片和适量鲜汤，大火烧沸。

3 放入豆腐块、蒜薹段，转小火炖至鱼眼球突出、豆腐起孔、汁液浓稠时，调入味精，用水淀粉勾薄芡，淋上香油即可。

家常炖黄鱼

〔材料〕黄鱼1条、豆腐片150克、白菜叶50克。

〔调料〕植物油、料酒、醋、白糖、盐、酱油、鸡精、葱段、姜片、蒜片、大料。

🥢 做法

1 黄鱼洗净，入油锅煎至两面金黄，放入除鸡精、香菜以外的调料和清水，大火煮沸后转小火炖熟。

2 放入豆腐片、白菜叶焖熟，加鸡精、香菜末即可。

鳝鱼

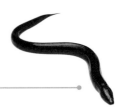

　　鳝鱼中含有丰富的DHA和卵磷脂，有补脑健身、补气养血、温阳健脾、滋补肝肾的功效。它所含的功能成分能调节血糖，对糖尿病有较好的治疗作用。它的维生素A含量相当高，可以增进视力。

相宜搭配

鳝鱼＋藕＝保持体内酸碱平衡

　　鳝鱼体外的黏液由黏蛋白和多糖类物质组成，含大量氨基酸和维生素，能促进人体对蛋白质的吸收，属酸性食品；藕的黏液也由蛋白质组成，含有维生素、氨基酸和大量膳食纤维，是碱性食品。两者同时食用，可保持体内酸碱平衡。

不宜搭配

鳝鱼＋菠菜＝腹泻

　　鳝鱼味甘，性大温，可补中益气，除腹中冷气。而菠菜性甘冷而滑，下气润燥，两者的性味功能皆不相协调。而且鳝鱼肥腻多脂，菠菜冷滑，同食容易导致腹泻。

鳝鱼＋狗肉＝易上火，易使旧病复发

　　鳝鱼和狗肉都属于温热助火的食物，两者同食易上火，易使旧病复发。

鳝鱼＋金瓜＝性质相克

　　金瓜属于性寒下气之物，而鳝鱼性大温，有补气作用，两者性质相克。

选购宜忌

　　鳝鱼要挑选肥大的、体色为灰黄色的活鳝，灰褐色的鳝鱼最好不要买。

烹调宜忌

　　☑**宜：**将鳝鱼背朝下铺在砧板上，用刀背从头至尾拍打一遍，这样可使烹调时受热均匀，更易入味。鳝鱼肉紧，拍打时可用力大些。

食用宜忌 🍲

☑ **宜：** 鳝鱼含脂肪极少，是糖尿病患者的理想食品。

☒ **忌：** 鳝鱼不宜过量食用，否则不易消化，还可能会引发旧症。

贮藏心得 ❤

鳝鱼最好现杀现烹，不要吃死鳝鱼。如果需要存放一两天时，可以买几条泥鳅跟鳝鱼一起放在盆里，这样可以保持鳝鱼鲜活的肉质。

推荐菜谱 🍜

翠皮爆鳝丝

〔**材料**〕西瓜皮300克、鳝鱼200克、鸡蛋1个（取蛋清）。

〔**调料**〕盐、味精、姜片、葱段、蒜片、醋、香油、胡椒粉、料酒、植物油、淀粉、水淀粉。

● 做法

1 鳝鱼洗净，切丝；西瓜皮洗净，绞榨取汁，加淀粉、盐、鸡蛋清和鳝鱼丝拌匀。

2 炒锅中倒油烧热，下入鳝鱼丝、葱段、姜片、蒜片，炒至鳝鱼丝熟时，加料酒、味精、胡椒粉，用水淀粉勾芡，淋入醋、香油调味。

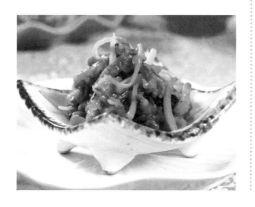

泡椒鳝片

〔**材料**〕鳝鱼肉片450克、泡辣椒块75克、芹菜段30克、野山椒25克、泡姜15克。

〔**调料**〕蒜末、葱段、姜末、红油、味汁（盐、料酒、胡椒粉、鸡精、醋、鲜汤、水淀粉）、植物油。

● 做法

1 将鳝鱼片投入放有姜末、葱段、料酒的沸水锅中汆烫后捞出。

2 炒锅中植物油烧热，下入泡辣椒块、野山椒、泡姜、蒜末炒香并上色，下入鳝鱼片翻炒，再下入芹菜段、葱段炒匀，烹入兑好的味汁，淋入红油，起锅装盘即可。

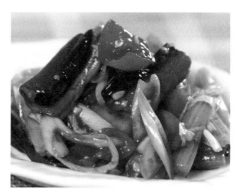

墨鱼

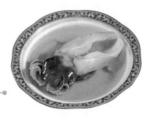

墨鱼味甘、咸，性平，含蛋白质、碳水化合物、多种维生素和钙、磷、铁等物质，具有壮阳健身、滋肝益气、养血滋阴、益血补肾、健胃理气、止血降脂的功效。

选购宜忌

墨鱼要选色泽鲜亮洁白、无黏液、无异味、肉质有弹性的。挑选干墨鱼时，看肉质是否干燥，闻一下味道，好的墨鱼有海腥味。

烹调宜忌

☑**宜：** 干墨鱼要先放在凉水里浸泡8~12小时，直至墨鱼全软，再进行烹制。清洗墨鱼时，一定要将墨鱼表面的一层薄膜剥下来，可使墨鱼味道纯正而不会有腥味。

食用宜忌

☑**宜：** 墨鱼是一种颇为理想的女性保健食品，无论经、孕、产、乳各期，食用墨鱼皆有益，有养血、明目、通经、安胎、利产、止血、催乳等功效。

推荐菜谱

韭菜墨鱼丝

〔**材料**〕墨鱼500克、韭菜250克。

〔**调料**〕姜丝、盐、料酒、植物油。

🍲做法

1 墨鱼剖洗干净，除去外皮，切成丝，放入沸水中汆烫一下，取出沥干水分；韭菜择洗干净，切成段。

2 锅置火上，倒油烧热，下入姜丝爆香，倒入墨鱼丝翻炒几下，烹入料酒，加盐调味，加少许水，炒至墨鱼丝入味，倒入韭菜段炒熟即可。

鱿鱼

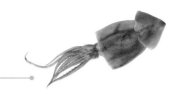

鱿鱼含有丰富的钙、磷、铁等元素，对骨骼发育和造血十分有益，可以有效治疗贫血。鱿鱼富含蛋白质及人体所需的氨基酸，还含有大量牛磺酸，可抑制血液中的胆固醇含量，缓解疲劳，恢复视力，改善肝脏功能。它所含的多肽和硒等矿物质有抗病毒、抗辐射的作用。

选购宜忌

优质鱿鱼体形完整，呈粉红色，有光泽，体表略现白霜，肉肥厚，半透明，背部不红。劣质鱿鱼体形瘦小残缺，颜色赤黄略带黑，无光泽，表面白霜过厚，背部呈黑红色或霉红色。色淡黄透明、体薄的是嫩鱿鱼，色紫、体大的是老鱿鱼。可以用力捏一下，如果一捏就烂，说明质量较差。

烹调宜忌

☑**宜：**鱿鱼干要先用清水泡几个小时，再刮去体表上的黏液，然后用热碱水泡发。出锅前，放入非常稀的水淀粉，可以使鱿鱼更有滋味。

食用宜忌

☑**宜：**鱿鱼属于高蛋白质、低脂肪、低热量食物，适合减肥者食用。

☒**忌：**鱿鱼性凉，脾胃虚寒者少吃；皮肤病患者忌食。

推荐菜谱

芹菜拌鱿鱼

〔材料〕芹菜150克、鲜鱿鱼片100克。

〔调料〕盐、鸡精、香油。

● 做法

1 芹菜择洗干净，切段；鱿鱼洗净，切丝；芹菜段和鱿鱼丝分别入沸水中汆熟，捞出，沥干水分，晾凉。

2 取盘，放入芹菜段和鱿鱼丝，加盐、鸡精和香油调味即可。

虾

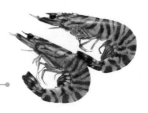

虾味甘性温，所含的脂肪主要是由不饱和脂肪酸组成的，易于人体吸收。虾肉中锌、碘、硒等微量元素的含量要高于其他食品，能化痰止咳、促进伤口愈合，对乳汁不下、丹毒、痈疽、神经衰弱等有很好的疗效。虾还具有补肾壮阳的功能，尤以淡水活虾的壮阳益精作用最强。

相宜搭配

虾＋燕麦＝可以护心、解毒

虾中牛磺酸的含量相当丰富，它可护心、解毒；燕麦中富含维生素B_6，有利于牛磺酸的合成。两者搭配，有助于人体健康。

不宜搭配

虾＋维生素C＝砷中毒

虾＋南瓜＝性味不合，伤身

南瓜性寒下气，虾则性温，可以补肾兴阳，两者功能相克，且易产生复杂的化学反应。

对虾＋西瓜＝人体免疫力下降

对虾中的五价砷化物，会与西瓜中的维生素C生成三价砷，能使人体免疫力下降。

虾＋洋葱、菠菜、竹笋＝形成草酸钙结石

虾含有丰富的蛋白质和钙，而洋葱、菠菜、竹笋等蔬菜含有较多的草酸。草酸会分解、破坏蛋白质，还会使蛋白质发生沉淀，凝固成不易消化的物质。虾中的钙还会与蔬菜中的草酸结合成一种不溶性的化合物，这种化合物不仅会刺激胃肠黏膜，还可沉积在泌尿道，形成草酸钙结石。

选购宜忌

新鲜的虾体形完整，呈青绿色，外壳硬实、发亮，头、体紧紧相连，肉

质细嫩，有弹性、有光泽。不新鲜的虾外壳暗淡，呈白色，逐渐变红，虾体柔软，头、体相离，肉黏、无光泽，并有臭味。

烹调宜忌

☑**宜：** 烹调虾之前，先用泡桂皮的沸水把虾冲烫一下，味道会更鲜美。煮虾的时候滴少许醋，可让煮熟的虾壳颜色鲜红亮丽，吃的时候，壳和肉也容易分离。

食用宜忌

☑**宜：** 海虾性寒凉，食用时最好与姜、醋等作料共同食用，既能杀菌，又可防止身体不适。虾肉中含有丰富的钙质和维生素，是准妈妈不可多得的营养食品。

☒**忌：** 患有皮肤湿疹、癣症、皮炎、疮毒等皮肤瘙痒症者以及阴虚火旺者最好不要食用。虾黄的味道虽然鲜美，但是胆固醇含量相对较高，患有心血管疾病者和老人不宜多吃。

贮藏心得

将虾的沙线挑出，剥除虾壳，然后洒上少许酒，沥干水分，再放进冰箱冷冻。

推荐菜谱

米酒炒大虾

〔**材料**〕对虾300克、米酒适量。

〔**调料**〕植物油、盐、姜、葱、白糖、鸡精、香油。

● 做法

1 将对虾剪去须、爪和尾，从头、背开口，取出沙包和沙线，洗净，放入米酒中浸泡15分钟取出；葱、姜洗净，用刀拍散，切成末。

2 锅置火上，倒入植物油，烧热，先下葱末、姜末炒出香味，下入用米酒腌渍好的虾段，大火炒熟，放入盐、白糖翻炒均匀，调入鸡精，淋入香油，起锅装盘即可。

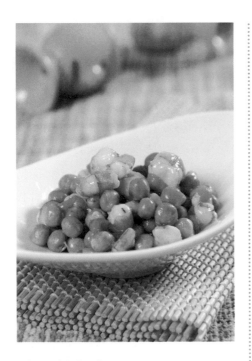

豌豆炒虾仁

〔材料〕净虾仁250克、嫩豌豆100克。

〔调料〕鸡汤、料酒、盐、味精、水淀粉、植物油、香油、辣椒粉。

🔘 做法

1 将嫩豌豆洗净，放入沸水，加少许盐焯一下，捞出沥水。

2 炒锅内植物油烧热，将虾仁入锅炸约10秒钟，捞出沥油。

3 底油烧热，放辣椒粉稍炒，放入豌豆、虾仁翻炒，烹入料酒、鸡汤、盐，加味精调味，用水淀粉勾芡，淋上香油即可。

贴心提示

虾仁玉白鲜嫩，豌豆翠绿清香，可以增进食欲，经常食用可以增强人体免疫功能，强身健体。

鲜虾烧卖

〔材料〕面粉、猪肉馅各200克，竹笋100克，虾数只。

〔调料〕葱末、盐、味精、植物油。

🔘 做法

1 面粉加凉水和成面团，饧一会儿；将面团搓成长条，揪成小剂子，擀成小圆皮；将竹笋洗净，用沸水焯熟切碎；虾洗净，除去壳和沙线，留住虾尾。

2 猪肉馅加入葱末、竹笋、盐、味精和植物油搅拌入味后，包入烧卖皮内。封口时不要捏紧，留一个小孔将虾身倒放进去，虾尾留在外面。

3 将做好的烧卖生坯放入蒸笼内，用大火蒸5分钟即可。

蒜味虾

〔材料〕虾350克、大蒜6瓣。

〔调料〕料酒、盐、白糖、植物油。

🔘 做法

1 将虾剪去足、须，去掉沙线，洗净，沥干；大蒜去皮，捣碎。

2 炒锅倒入油烧热，放入虾炸红，捞出，控油。锅留底油，倒入蒜末，小火炒出香味后盛出，剩下的余油再炒虾，加入其他调料炒至入味，最后放蒜末回锅，炒匀即可。

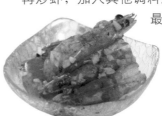

螃蟹

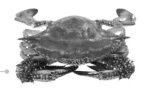

　　螃蟹肉味咸性寒，有清热、散瘀、滋阴的作用，可治疗跌打损伤、筋伤骨折、过敏性皮炎。它含有抗酸化作用的胡萝卜素，能起到预防动脉硬化、癌症及防止机体老化等效果。螃蟹肉富含牛磺酸，除具有保持血压正常、强化心肺功能、预防贫血、减少不良胆固醇的效果外，对强化肝脏、预防胆结石、消除疲劳及提高视力也有疗效。此外，螃蟹肉还具有醒酒作用。

不宜搭配

螃蟹＋香瓜＝腹泻

　　香瓜味甘性寒而滑利，能通便除热，螃蟹也属寒凉之物。两者同食有损肠胃，可致腹泻。

选购宜忌

　　要挑选壳硬、发青、蟹肢完整、有活力的螃蟹，表面往往有光泽；然后看看螃蟹的肚子，如果肚子较平，且带有一些红色，这样的螃蟹肯定是最好、最饱满的；也可以用手捏螃蟹脚，螃蟹脚越硬越好。

烹调宜忌

　　☑**宜：**螃蟹体内常有沙门氏菌，烹制时一定要彻底加热，否则易导致急性肠胃炎或食物中毒，甚至危及人的生命。

食用宜忌

　　☑**宜：**螃蟹肉含脂质和糖分较少，属于减肥食品。饮酒时食用螃蟹肉，可有效预防酒精对肝脏的不良影响。螃蟹死后一段时间，会产生有毒物质，因此，螃蟹一定要吃新鲜的。

　　☑**忌：**易患过敏性皮炎、荨麻疹的过敏体质者，最好少吃。螃蟹肉属凉性食品，有畏寒症者最好控制食用量。

贮藏心得 ♥

把螃蟹散放在盆、缸等容器中，在容器底部铺一层泥，再放些芝麻或打散的鸡蛋，放在阴凉处。隔一段时间向螃蟹洒些水，使螃蟹鳃保持一定的水分。或者在容器中放些吸水海绵，也可使螃蟹从水中吸取氧气而存活。

推荐菜谱

酱爆蟹

〔材料〕螃蟹2只（约600克）、面粉少许。

〔调料〕蒜蓉、白糖、酱油、辣豆瓣酱、醋、香油、植物油、盐、味精、葱花、红辣椒丝。

● 做法

1 将螃蟹洗净，每只切成四块，然后均匀地撒上面粉。

2 锅内倒油烧热，放蟹块急炸即起，以免炸久失鲜。

3 锅内留底油烧热，放入葱花、红辣椒丝爆香，再放入辣豆瓣酱、酱油、白糖、蒜蓉、味精、盐，炒香后放入蟹块翻炒；食用前淋入醋、香油即可。

姜葱螃蟹

〔材料〕螃蟹400克。

〔调料〕盐、味精、料酒、胡椒粉、葱段、姜片、淀粉、植物油、清汤、水淀粉。

● 做法

1 将螃蟹洗净，切块，裹匀淀粉，放入六成热的油锅中炸至呈金黄色，捞出。

2 锅内留底油，下入葱段、姜片炒香后，放入清汤，加入盐、料酒、胡椒粉，再加入螃蟹块翻炒均匀，小火烧至入味，出锅前加味精调味，用水淀粉勾薄芡即可。

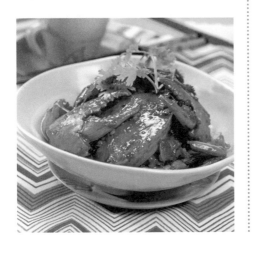

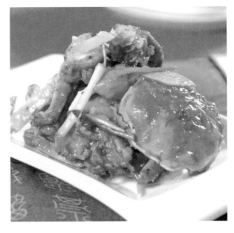

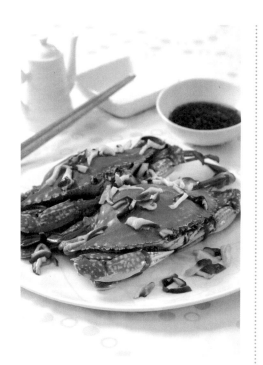

香菇蒸螃蟹

〔**材料**〕干香菇50克、螃蟹2只。

〔**调料**〕姜末、酱油、白糖、味精、盐、料酒、香油。

● 做法

1 干香菇洗净，用温水浸泡至软，去蒂，洗净，切小块。

2 螃蟹用清水洗净，放在容器里。

3 姜末放碗内，加酱油及剩余调料拌匀，做成味汁。

4 将香菇块、螃蟹放在盘上并加入适量的味精、盐，入锅蒸熟后，蘸味汁食用即可。

贴心提示

本品可以增进食欲，同时对乳腺癌具有很好的防治作用。

螃蟹瘦肉汤

〔**材料**〕螃蟹200克，猪瘦肉80克，鲜贝、山药、青豆各50克。

〔**调料**〕盐。

● 做法

1 猪瘦肉洗净切块，放入沸水中氽水捞出；螃蟹洗净，放沸水中略氽后捞出。

2 山药去皮洗净，切块；青豆、鲜贝分别洗净。

3 煲锅置火上，倒入适量清水，煮沸，放入猪瘦肉块、螃蟹、鲜贝、山药，大火煲5分钟，加入青豆，改小火煲35分钟。

4 加盐调味即可。

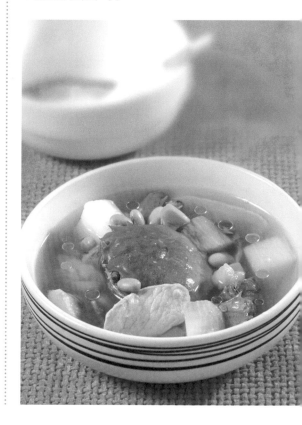

海蜇

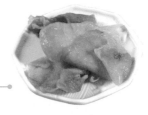

　　海蜇含有人体需要的多种营养成分，碘的含量尤其丰富；含有一种类似于乙酰胆碱的物质，能扩张血管，降低血压；所含的甘露多糖胶质对防治动脉粥样硬化有一定功效。海蜇能软坚散结、行瘀化积、清热化痰，对气管炎、哮喘、胃溃疡、风湿性关节炎等疾病有益。海蜇皮味咸性凉，有清热养阴润肺作用。

相宜搭配

海蜇＋荸荠＝有助于治疗高血压

　　海蜇能扩张血管，调节血压，和荸荠同食，可用于阴虚内热的咳嗽、痰黄稠、口燥咽干及各期高血压等病症的食疗。

选购宜忌

　　①海蜇以个大、浅黄色、水分多、脆嫩、泥沙少为上品。②优质海蜇皮呈自然圆形，圆形完整，中间无破洞，边缘整齐，直径在0.3米以上。颜色因产地不同分别呈现白色、乳白色、黄色、淡黄色，表面湿润有光泽，无明显红点。肉质平展紧实，厚薄均匀，坚韧有弹力。

烹调宜忌

　　☑**宜：** 买来的海蜇常有泥沙。先把海蜇切成细丝，泡入浓度约50%的盐水中，用手搓洗片刻后捞出，把盐水倒掉，再用盐水浸泡，反复三次，就能把夹在海蜇皮里的泥沙全部洗净。

食用宜忌

　　☑**宜：** 海蜇有滋润皮肤作用，皮肤干燥者常食有益。

　　☒**忌：** 新鲜海蜇不宜食用。因为新鲜的海蜇含水多，皮体较厚，还含有毒素，只有经过盐加明矾（俗称三矾）腌渍三次，使鲜海蜇脱水三次，才能让毒素随水排尽。

第二章

会吃药
不如会吃菜

蔬菜是餐桌上最少不了的角色，拥有极高的营养价值。但是你知道吗，如果吃法不对，不仅没办法从蔬菜中获取你想要的营养，还可能对身体造成伤害。

选蔬菜，别忽视了营养

蔬菜的品种很多，不同蔬菜的营养价值相差很大，只有选择不同品种的蔬菜合理搭配才有利于健康。

蔬菜的分类与营养

叶菜类：叶菜类含有丰富的维生素C和维生素B_2等重要维生素，还含有较多的叶酸和胆碱，膳食纤维含量也很丰富，其中以油菜、苋菜、雪里红、菠菜和韭菜等含量最丰富。叶菜类也是铁、钙、磷等矿物质的宝库，含铁量特别丰富。叶菜类可作为贫血患者、孕妇和乳母的重要食品。芹菜、雪里红、油菜的含钙也较高。白菜被誉为"百菜之王"，比起苹果来，白菜中钙和维生素C含量要高5倍，维生素B_2含量高3～4倍。

根茎类：根茎类蔬菜的营养价值各有特点，如土豆、山药、芋头和藕中淀粉含量较高。土豆和芋头中还有较多的蛋白质和维生素。胡萝卜中含有丰富的胡萝卜素，用油烹炒后更有益于被人体吸收。萝卜素有"十月萝卜小人参"的美誉，具有通气行气、健胃消食、解毒散瘀的功能。土豆有"地下苹果"之称，具有预防神疲乏力、筋骨损伤、心脏病、关节肿痛等疾病的功能。

瓜茄类：瓜茄类的营养价值也不一般，辣椒、番茄、黄瓜等的胡萝卜素和维生素C含量较高。番茄含有有机酸，能保护维生素C不被破坏，番茄红素具有防癌功效；黄瓜所含热量和脂肪都特别低，具有美白减肥、降低胆固醇的作用；茄子所含的维生素E为瓜茄类之首，具有降低胆固醇、治疗热毒疮疡和皮肤溃烂的独特功效。

鲜豆类：鲜豆类包括扁豆、毛豆等，其中蛋白质、糖类、维生素B_1、钙、磷、铁的含量均比其他蔬菜高，蛋白质的质量也较谷类更好。鲜豆类的铁也易被人体利用。

食用菌包括各种菇类，如香菇、栗蘑、松茸、灵芝、银耳等。它们所含的香菇多糖，具有抗癌保健的功效。

蔬菜营养何时最丰富

许多蔬果的营养价值，会随着季节的转换发生明显变化。例如，7月份上市的番茄，每100克可食用部分的维生素C含量是1月份上市的番茄的2倍；β-胡萝卜素含量在夏季收获的蔬菜中明显增高。黄瓜中的维生素C含量，夏季产的是冬季的2倍左右。胡萝卜中的β-胡萝卜素含量，6月份的是隆冬时节的1.5倍。菠菜是季节变化值最大的一种蔬菜，与冬季相比，其营养价值在5月和10月间会相差将近8倍。冬季上市的菠菜，水分含量较低，营养物质较多。进入夏季后，所含的水分明显增加，固体成分减少大约一半。

随着栽培技术和运输能力的不断提高，几乎所有的蔬菜都能够一年四季出现在人们的餐桌上，人们对于某种蔬菜上市季节的概念已变得十分模糊。对此，营养学家特别提醒，蔬菜中的营养成分含量通常在大量上市的季节最为丰富；另外，大部分在收获旺季时加工的速冻蔬菜，其营养价值也要高于在暖房内生长的新鲜品种的。

蔬菜营养何时最丰富

随着人们对健康的关注，越来越多的人开始摒弃肉食，开始对蔬菜情有独钟，尤其是鲜红亮丽的番茄、清新爽口的绿芦笋、强力防癌的菜花、蔬菜之王的菠菜、各种美味菇类等，都是人们餐桌上的必备选择。但是不论是出于热爱还是出于健康需要，你都应根据自己的自身需要来选取蔬菜。

肉食爱好者，平时应多吃新鲜蔬菜

很多人为了偷懒，常会选择超市里加工好的蔬菜，如腌制蔬菜、脱水蔬菜等，这会失去原有的营养成分，有些加工的蔬菜里甚至还会有各种添加剂及肉类等其他食物，如果是肉食者，想通过摄取蔬菜来减少肉类摄取的目的就达不到了。

不爱吃乳制品者，平时应多吃高钙蔬菜

如果平时很少吃乳制品，建议每天吃一种高钙蔬菜，如菜花、圆白菜、雪里红、小白菜、油菜、茴香、芹菜等。

素食者应多吃高铁蔬菜

由于人体比较容易吸收肉类的铁质，因此素食者容易缺铁，所以要多补充高铁蔬菜，如菠菜、苋菜、红凤菜、青江菜等，并和富含维生素C的蔬菜（如青椒、番茄、黄瓜、菜花、大多数绿叶菜）一起吃，以帮助吸收铁质。

怎样烹调蔬菜营养不流失

蔬菜的营养价值除了受品种、部位、产地、季节等因素的影响外，还受烹调加工方法的影响。加热烹调可降低蔬菜的营养价值，番茄、黄瓜、生菜等可以生吃的蔬菜应在洗净以后食用，烹调蔬菜的正确方法是——

先洗后切：正确的方法是流水冲洗、先洗后切，不要将蔬菜放在水中浸泡时间过久，否则会使蔬菜中的水溶性维生素和矿物质流失过多。

急火快炒：胡萝卜素含量较高的绿叶蔬菜用油急火快炒，不仅可以减少维生素的损失，还可以促进身体对胡萝卜素的吸收。

开汤下菜：维生素C含量高、适合生吃的蔬菜应尽可能生吃凉拌，或在沸水中焯1～2分钟后再拌，也可以用带油的热汤烫菜。用沸水煮根类蔬菜，可以软化膳食纤维，改善蔬菜的口感。

炒好即食：已经烹调好的蔬菜应尽快食用，连汤带菜吃；现做现吃，避免反复加热，这不仅是因为营养素会随储存时间延长而丢失，还可能因细菌的硝酸盐还原作用增加亚硝酸盐的含量。

白菜

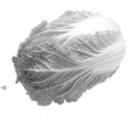

　　白菜含有蛋白质、脂肪、多种维生素（维生素A、B族维生素、维生素C、维生素D）和钙、磷、铁等矿物质。白菜中还有大量的粗纤维，可以促进肠壁蠕动，帮助消化，防止大便干燥，保持大便通畅。

相宜搭配

白菜＋猪肝＝滋补

　　白菜清热，猪肝补血，两者配合有滋补功效。

白菜＋鲤鱼＝改善妊娠水肿

　　白菜和鲤鱼能提供丰富的蛋白质、碳水化合物、维生素C等多种营养素，是妊娠水肿的辅助治疗食物。

白菜＋猪肉＝补充营养、通便

　　白菜和猪肉一起食用，能补充营养、通便，适宜于营养不良、贫血、头晕、大便干燥之人食用。

白菜＋虾仁＝防治牙龈出血，解热除燥

　　白菜和虾仁一起食用，具有高蛋白、低脂肪的优点，可以提供丰富的钙、磷，能预防便秘、痔疮及结肠癌，可有效地防治牙龈出血及败血症，有解热除燥的功效。

白菜＋海带、海鱼等海产品＝防止碘不足

不宜搭配

白菜＋兔肉＝腹泻或呕吐

　　兔肉性凉，易致腹泻，白菜有通便功效，两者同食，更易引起腹泻或者呕吐。

选购宜忌

　　选购新鲜、嫩绿、较紧密和结实的。有虫害、松散、茎粗糙、叶子干瘪发黄、带土过多、发育不良的大白菜质量较差。

烹调宜忌

☑ **宜**：切白菜时适宜顺丝切，这样白菜容易熟，且可以减少水分流失。

☒ **忌**：烹调时，不宜用水煮焯、浸烫，以免损失大量水分。

食用宜忌

☑ **宜**：患慢性习惯性便秘、伤风感冒、肺热咳嗽、喉发炎、腹胀及发热者适宜食用。

☒ **忌**：①大白菜性凉偏寒，胃寒腹痛、大便溏泻及寒痢者不可多食。②忌吃腐烂的大白菜，大白菜在腐烂的过程中会产生毒素，所产生的亚硝酸盐能使血液中的血红蛋白丧失携氧能力，使人体发生严重缺氧，甚至危及生命。

贮藏心得

冬天可用无毒塑料袋保存，如果室内温度过低，可把食品袋从蔬菜的根部套上去，然后把上口扎上。如果温度在0℃以上，可在白菜叶上套上塑料袋，口不用扎，根朝下戳在地上即可。

推荐菜谱

剁椒大白菜

〔**材料**〕大白菜帮300克。

〔**调料**〕剁椒酱、盐、味精、葱末、植物油。

🅐 做法

1 将大白菜帮洗净，切成薄片。

2 锅置中火上，放植物油烧热后下葱末爆香，接着下入白菜翻炒片刻，加适量盐。

3 炒至白菜渐渐变软后，下剁椒酱和味精，翻炒均匀即可。

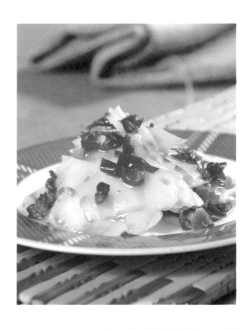

菠菜

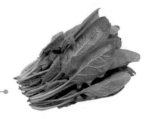

　　菠菜含有人体所需营养素之一——铁。常吃菠菜，令人面色红润，光彩照人，不易患缺铁性贫血。菠菜不仅含有大量的胡萝卜素和铁，也是维生素B_6、叶酸、钾元素的极佳来源。菠菜中的铁质和钙质，在根部含量较高。

相宜搭配

菠菜＋海带＝防止结石

　　菠菜和海带同食可促使草酸钙溶解排出体外，防止结石发生。

菠菜＋猪肝＝防治贫血

　　猪肝富含叶酸、维生素B_{12}以及铁等造血原料，菠菜也含有较多的叶酸和铁，两种食物同食，一荤一素，营养素相辅相成。

菠菜＋猪血＝润肠通便、清热润燥

　　菠菜可以清热润燥，猪血可以软化大肠。两者同食，具有润肠通便、清热润燥的功效。

菠菜＋鸡蛋＝提高维生素B_{12}的吸收率

　　菠菜中含有类胡萝卜素，鸡蛋中含有维生素A，均可保护视力。菠菜中含有叶酸，与鸡蛋同食，可提高对鸡蛋中维生素B_{12}的吸收率。

菠菜＋青椒＝保护眼睛

　　菠菜中富含类胡萝卜素，可有效保护视网膜；青椒富含维生素A，两者同食，对眼睛很有好处。

菠菜＋香油＝润燥通便

　　菠菜富含纤维素，有通便的作用；香油也有润燥通便的作用，两者搭配，通便效果更好。

菠菜＋花生＝有利于维生素的吸收

　　菠菜中含有丰富的维生素C，但易被氧化；花生中所含的维生素E可以防止维生素C被氧化。两者同食，有利于维生素的吸收和利用。

菠菜＋豆腐＝不利于人体对钙的吸收

菠菜含有大量草酸，若与豆腐同煮，易与豆腐中的钙形成难以溶解的草酸钙，不利于人体对钙的吸收，还会生成肾结石。

菠菜＋虾皮＝影响人体对钙质的吸收

菠菜中含有较多草酸，虾皮中富含钙，两者同食，易形成草酸钙沉淀，不利于人体对钙的吸收。

菠菜＋乳酪＝影响人体对钙质的吸收

菠菜富含钙质，而乳酪含乳酸等化学成分，会影响人体对钙的吸收。

菠菜＋瘦肉＝影响人体对铜的吸收

菠菜含铜，瘦肉含锌。铜是制造红细胞的重要物质之一，又为钙、铁和脂肪代谢所必需。如果把它和含锌较高的食物混合食用，该类食物析出的铜量会减少。

选购宜忌 🥢

要选择个大、叶柄粗、叶片肥大的菠菜。

烹调宜忌 🍷

☑**宜：** 菠菜烹熟后软滑，易消化，特别适合老、幼、病、弱者食用。菠菜宜焯水后再进行烹调，以降低草酸含量。烹制前尽量用清水浸泡一会儿，以去除部分残留农药。

食用宜忌 ⊙

☑**宜：** 长期使用电脑者、爱美的人宜常吃菠菜。糖尿病患者经常吃些菠菜，有利于保持血糖稳定。

☒**忌：** 婴幼儿和缺钙、软骨病、肺结核、肾结石、腹泻者不宜食用没焯过水的菠菜。

贮藏心得 ♥

贮前要去除烂叶、黄叶。

油菜

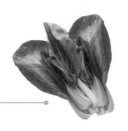

　　油菜中含有多种营养素，不仅含有丰富的胡萝卜素、维生素C和膳食纤维，还含有大量的钙、磷、铁、钾、钠等矿物质。中医认为油菜的茎叶和种子有"行血、破气、消肿、散结"的功能，对医治吐血、痈肿、血痢、痔疮等症疗效显著。

相宜搭配

油菜＋香菇＝防便秘

　　香菇和油菜同食可抗老防衰、润肤，并缩短食物在胃肠道中停留的时间，促进肠道代谢，减少脂肪在体内的堆积，防治便秘。

油菜＋鲜蘑＝预防便秘，美容

　　油菜和鲜蘑同食可以缩短食物在胃肠道中停留的时间，促进新陈代谢，减少脂肪在体内堆积，防止便秘，排除毒素，抗衰老。

油菜＋豆腐＝清肺止咳

　　油菜中含有丰富的钙、铁和维生素C、胡萝卜素，能提供人体黏膜及上皮组织维持生长的重要营养源；豆腐含有丰富的植物蛋白，能生津润燥、清热解毒。两者同食，有清肺止咳的效果。

油菜＋虾仁＝消肿散血、清热解毒

　　油菜和虾仁同食不仅能提供丰富的维生素和钙质，还能消肿散血、清热解毒。

油菜＋鸡肉＝强化肝脏、美化肌肤

不宜搭配

油菜＋黄瓜＝降低人体对维生素C的吸收

　　油菜含有丰富的维生素C，黄瓜却含有丰富的维生素C分解酶，后者会加速前者的氧化，降低人体对它的吸收。

油菜＋胡萝卜、南瓜＝降低人体对维生素C的吸收

选购宜忌 🍜

选择颜色绿、洁净、无黄烂叶、新鲜、无病虫害的油菜为好。

烹调宜忌 🍶

☑**宜：**①油菜要放进蔬菜洗涤液或淘米水中浸泡，再用清水冲洗。②油菜要现切现做，并用大火爆炒，这样既能保持口味鲜脆，又使营养成分不被破坏。

☒**忌：**吃剩的油菜隔夜后就不能吃了，以免造成亚硝酸盐沉积，引发癌症。

食用宜忌 👨‍🍳

☒**忌：**油菜性偏寒，凡脾胃虚寒、大便溏泄者不宜多食。

贮藏心得 ❤

油菜等绿叶蔬菜不宜在冰箱内储存，绿叶蔬菜中含有较多的硝酸盐，储存一段时间后，由于酶和细菌的作用，会变成亚硝酸盐，亚硝酸盐可能导致胃癌，所以绿叶菜不宜存放在冰箱里，以免存放时间过长。

推荐菜谱 🍲

香菇扒菜胆

〔**材料**〕小油菜500克、香菇250克。

〔**调料**〕水淀粉、胡椒粉、盐、味精、植物油、香油、蒜蓉。

🔵 做法

1 小油菜洗净，用小刀削尖边缘，收成捆；香菇洗净，纵切成片。

2 油锅爆香蒜蓉，下香菇翻炒片刻，加盐、味精、胡椒粉调味，滴少许香油，用水淀粉收汁，装盘备用。

3 大锅水烧沸，加盐、味精、适量植物油，下油菜断生后捞出沥干水分。

4 锅里加少许植物油烧热，加水淀粉，用盐、味精、香油调味，滑散成稀芡淋在装好盘的香菇油菜上即可。

芹菜

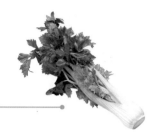

芹菜中含有多种营养素，不仅有丰富的胡萝卜素、维生素C和膳食纤维，还含有大量的钙、磷、铁、钾、钠等矿物质。

相宜搭配

芹菜＋牛肉＝营养瘦身

牛肉补脾胃，芹菜清热利尿、降压、降胆固醇，还含有大量的膳食纤维，两者相配不但营养丰富，还能瘦身。

芹菜＋豆腐干＝清肠排毒

芹菜含有丰富的纤维素，有通便作用；豆腐干具有清热润燥、生津解毒的功效，两者搭配能清肠，适合便秘者食用。

芹菜＋核桃仁＝润发、明目、养血

芹菜富含纤维素和维生素，核桃富含植物蛋白和油脂，两者的营养成分可以相互补充，使人体获得更全面的营养。

芹菜＋腌制食品＝防癌

腌制食品中都含有一定量的亚硝酸盐，在体内会转化为亚硝酸胺，有致癌作用；芹菜中含有大量维生素C，可抑制亚硝酸胺的生成。两者同食，可防癌。

不宜搭配

芹菜＋黄豆＝影响人体对铁的吸收

黄豆含有丰富的铁质，芹菜中富含的膳食纤维会影响人体对铁的吸收，因此两者不宜同食。

芹菜＋牡蛎＝降低人体对锌的吸收

牡蛎中锌的含量很高，有助于人体蛋白质和酶的生成；芹菜中含有大量水溶性食物纤维，会降低人体对锌的吸收能力。

芹菜＋醋＝损伤牙齿

市场上常见的芹菜有空心芹菜和实心芹菜两种。实心芹菜颜色深绿、腹沟窄，而空心芹菜则颜色稍浅、腹沟宽。最好购买实心芹菜。

烹调宜忌 🍴

☑ **宜：** 芹菜的叶比茎更有营养，在吃芹菜时一定要连叶一起吃。

☒ **忌：** 烹调实心芹菜切丝切段均适宜，而空心芹菜不宜切丝，否则容易从中断裂、翻卷不成形。

食用宜忌 👨‍🍳

☑ **宜：** ①适宜高血压及其并发症患者食用，血管硬化、神经衰弱者也宜多吃。②芹菜是高纤维食物，它经肠内消化作用产生一种木质素或肠内脂的物质，这类物质是一种抗氧化剂，高浓度时可抑制肠内细菌产生致癌物质。③芹菜还可以加快粪便在肠内的运转时间，减少致癌物与结肠黏膜的接触，可以预防结肠癌，中老年人宜常吃。

☒ **忌：** 芹菜性凉质滑，脾胃虚寒者及血压低者谨慎食用。

贮藏心得 ❤

芹菜适宜竖着存放。这样有利于保存其中的叶绿素和其他营养成分。

推荐菜谱

嫩炒芹菜牛肉丝

〔材料〕嫩芹菜250克、牛肉150克。

〔调料〕水淀粉、酱油、料酒、味精、盐、牛肉汤、植物油。

🔴 做法

1 牛肉洗净，切丝，用酱油、水淀粉、盐拌匀腌渍；芹菜洗净，切长段，焯水，捞出，过凉。

2 锅置火上，倒入植物油烧至四成热，放入牛肉丝，滑散后捞出。

3 锅内留底油，倒入芹菜煸炒，放料酒、酱油、牛肉汤，烧沸后，加味精调味，用水淀粉勾芡，倒入牛肉丝翻炒匀即可。

空心菜

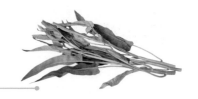

空心菜富含维生素、矿物质和膳食纤维。空心菜性微寒、味甘，有清热解毒、凉血止血、滋阴润燥、除湿通便等功效。

不宜搭配

空心菜＋牛奶、酸奶、乳酪＝影响人体对钙质的吸收

空心菜不宜与牛奶、酸奶、乳酪等同时食用。因牛奶、酸奶、乳酪含有丰富的钙质，空心菜所含的化学成分会影响人体对钙的消化吸收。

选购宜忌

选空心菜时，最好挑选茎叶比较完整、新鲜细嫩、不长须根的。

烹调宜忌

☑**宜：**①可炒食、煮面、做汤，也可用沸水焯后加调料凉拌，生熟均宜，荤素皆佳。②炒空心菜时宜大火快炒，以免营养流失。③空心菜买回后，很容易因为失水而发软、枯萎，炒菜前将它在清水中浸泡约半小时，就可以恢复鲜嫩、翠绿的质感。④食用时采用"一洗二浸三烫四炒"的方法去除空心菜中的残留农药。

食用宜忌

☑**宜：**空心菜含有类胰岛素成分，能降低血糖，可作为糖尿病患者的食疗蔬菜。空心菜含较多的膳食纤维，可刺激胃肠蠕动，促进排便，大便干结者宜食。空心菜中有丰富的维生素C和胡萝卜素，其维生素含量高于大白菜，这些物质有助于增强体质，防病抗病。此外，空心菜中的叶绿素，可洁齿防龋，润泽皮肤，它所含的胰岛素成分能降低血糖，可作为糖尿病患者的食疗佳蔬。

☒**忌：**空心菜性寒，因此体质虚弱、脾胃虚寒、大便泄泻者不宜过多食用。

空心菜的叶子容易黄、蔫，可以先将空心菜的叶子择下来食用，留下的茎第二天吃也不会变色。

推荐菜谱

姜汁空心菜

〔材料〕空心菜500克。

〔调料〕姜汁、盐、醋、香油、葱、干红辣椒、植物油。

🔵 做法

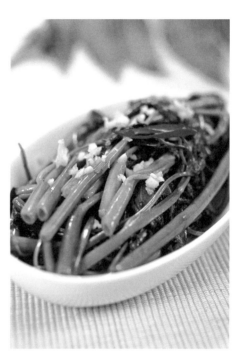

1 空心菜择洗净，切段；葱、干红辣椒分别洗净，切丝。

2 将空心菜放入沸水中焯至菜色转为碧绿时，迅速捞出用凉水过凉，沥干水分，装盘晾凉，加入姜汁、盐、香油和醋拌匀。

3 锅内倒入适量植物油，放入葱丝、干红辣椒丝稍炸香，倒在空心菜上拌匀即可。

蒜蓉空心菜

〔材料〕空心菜400克。

〔调料〕蒜蓉、植物油、盐、味精、醋。

🔵 做法

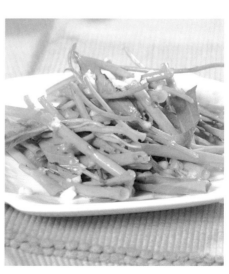

1 将空心菜择去老叶，切去根后洗净，沥净水分，切成3厘米长的段。

2 锅加油，烧至五成热时，加一半量的蒜蓉炒出香味，加入空心菜。

3 大火炒至八成熟时，加盐、味精、醋以及另一半蒜蓉，翻拌均匀即可。

生菜

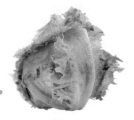

生菜，因能生食而得名，含有糖、蛋白质、莴苣素和丰富的矿物质，尤以维生素C、维生素A和钙、磷的含量较高，油麦菜也是叶用莴苣的一种，只是叶片较长，营养价值略高于生菜。

相宜搭配

生菜＋海带＝促进人体对铁的吸收

海带中铁元素的含量丰富，生菜中的维生素C可以促进人体对铁元素的吸收利用，尤其适合贫血者食用。

生菜＋豆腐＝减肥健美

豆腐与生菜一起食用，具有滋阴补肾、增白皮肤、减肥健美的作用。

生菜＋猪肝＝补充全面营养

生菜＋鸡蛋＝滋阴润燥、清热解毒

生菜＋大蒜＝清热解毒、提高人体免疫力

不宜搭配

生菜＋醋＝降低营养价值

烹调宜忌

☑**宜：** 生菜很有可能残留农药化肥，吃前一定要洗净再吃，

☒**忌：** 若要生吃最好先用微波炉杀毒。

食用宜忌

☑**宜：** 失眠、胆固醇高、神经衰弱的人适宜多吃。

☒**忌：** 生菜性质寒凉，尿频、胃寒者应少吃。

贮藏心得

生菜对乙烯极为敏感，储藏时应远离苹果、香蕉和梨，避免诱发赤褐斑点。

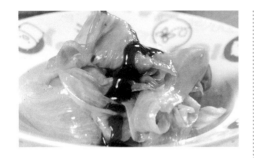

蚝油生菜

〔**材料**〕生菜400克。

〔**调料**〕蚝油、植物油、酱油、白糖、料酒、胡椒粉、盐、水淀粉、香油、蒜末、高汤。

● 做法

1 生菜洗净，沥水；锅中放水、盐、白糖、植物油，煮沸后放生菜，稍烫取出，沥干水分倒入盘里。

2 炒锅内放油烧热，入蒜末、蚝油、料酒、胡椒粉、白糖、酱油、高汤、水淀粉、香油煮沸，浇在生菜上即可。

凉拌生菜

〔**材料**〕生菜300克、大蒜2瓣。

〔**调料**〕植物油、甜面酱、味精。

● 做法

1 生菜掰成单片，洗净，沥干；大蒜切末。

2 炒锅内倒入植物油烧至四成热时，倒入甜面酱煸炒，炒出香味后，加入蒜末、味精、水，至汁沸后起锅，晾凉后浇在生菜片上即可。

牛肉卷饼

〔**材料**〕牛排2片、荷叶薄饼2张、生菜叶适量。

〔**调料**〕植物油、黑胡椒、盐、料酒、肉酱。

● 做法

1 牛排洗净后，放入黑胡椒、盐以及料酒拌匀，腌20分钟左右。

2 起油锅烧热后，下入牛排煎至八成熟。

3 取荷叶饼，将牛排和生菜叶依次铺好，刷上一点肉酱，然后卷起来，用刀切片即可。

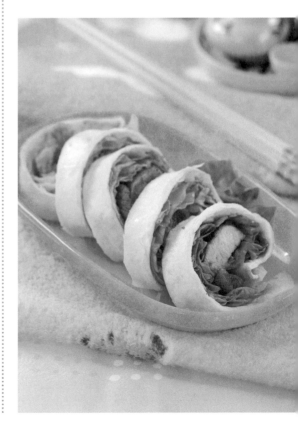

韭菜

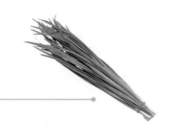

　　韭菜含有蛋白质、脂肪、碳水化合物、钙、磷、胡萝卜素、维生素B_1、维生素B_2、维生素C等营养成分，具有温中下气、补肾益阳等功效，还有很好的消炎杀菌作用。

相宜搭配

韭菜＋鸡蛋＝补肾、行气、止痛

　　韭菜和鸡蛋混炒，有补肾、行气、止痛的作用，对治疗阳痿、尿频、肾虚、痔疮及胃病有一定疗效。

不宜搭配

韭菜＋蜂蜜＝腹泻

　　韭菜属于味辛性温热的食物，与蜂蜜的性质相反，两者同食会引起腹泻等不良反应。

韭菜＋虾皮＝影响营养吸收

　　韭菜中有大量维生素，虾皮中钙的含量很高，维生素同钙相遇容易产生反应，破坏人体对钙的吸收。

韭菜＋菠菜＝腹泻

　　不可与菠菜同食，两者同食有滑肠作用，易引起腹泻。

韭菜＋牛肉＝令人发热动火

韭菜＋白酒＝上火、胃肠不适

　　白酒含有大量乙醇，极具刺激性，能扩张血管，加快血流速度，属大热之物，韭菜也是辛温之物。两者同食，使火气更盛，对人体不利。两者同食还会引起肠道疾病复发。

韭菜＋牛奶＝影响人体对钙的吸收

　　牛奶含钙丰富，钙是构成骨骼和牙齿的主要成分。牛奶与含草酸较多的韭菜混合食用会影响钙的吸收。

选购宜忌

选叶直、鲜嫩翠绿的，这样的韭菜营养素含量较高。阔叶韭菜较嫩，香味清淡；窄叶韭菜外形不太好，但香味浓郁。

烹调宜忌

☑**宜：**韭菜可炒食，荤素皆宜；还可做馅，风味独特。由于韭菜切开遇空气后，味道会加重，故烹调前切较好。

食用宜忌

☑**宜：**腰膝无力、肾虚者可常吃韭菜。

☒**忌：**消化不良或者肠胃功能较弱的人，吃韭菜会烧心难受，不可多食。

贮藏心得

新鲜韭菜洗净后切成段，沥干水分，装入塑料袋后，再放进冰箱冷冻，其鲜味可保存两个月。

推荐菜谱

燕麦韭菜鸡蛋饼

〔材料〕燕麦、面粉各250克，韭菜100克，鸡蛋1个，火腿30克。

〔调料〕植物油、姜片、盐、鸡精。

●做法

1 韭菜洗净，切小段；火腿切末；鸡蛋打散，成蛋液。

2 水、燕麦、面粉、鸡蛋液入盆，顺一个方向打成糊状，再加入韭菜段、火腿末、姜片、盐、鸡精搅拌均匀。

3 平底锅刷适量植物油，下入调好的面糊，转动一下锅，使之成形，烙至两面金黄色即可。

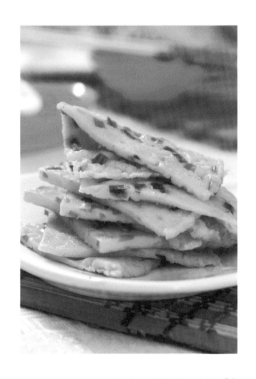

芦笋

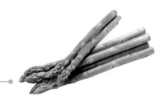

芦笋含有丰富的维生素，具有防治乳腺癌、肠癌、肺癌等功能。芦笋中还含有非常丰富的叶酸，有益于心脏，是天然的抗氧化剂。

相宜搭配

芦笋＋猪肉＝有利于人体对维生素B12的吸收

芦笋中叶酸含量较高，猪肉中含有维生素B12，两者同食，有利于人体对维生素B12的吸收和利用。

芦笋＋百合、冬瓜＝抗癌

芦笋与百合或冬瓜同食，适合于高血压、高血脂、动脉硬化、癌等病症的辅助治疗。

选购宜忌

芦笋要挑笔直粗壮的，12～22厘米长，直径至少达到1厘米，以色泽浓绿、穗尖紧密的为佳品。可以用指甲在芦笋根部轻轻掐一下，有印痕的就比较新鲜。

烹调宜忌

☑**宜：**①绿芦笋适宜鲜食，脆嫩清香，风味好，可做汤料，可炒、煮、炖、炸或凉拌；白芦笋适合加工做罐头。②芦笋烹调前，先切成条，用清水浸泡20～30分钟，可以去苦味。

食用宜忌

☑**宜：**肿瘤患者、心脏病、高血压、肾虚、食欲不振、易燥热者尤其适合食用芦笋。芦笋含热量很低，还可用于减肥。

贮藏心得

存放芦笋时，要避免阳光照射，可以先放进保鲜袋再放入冰箱，以保留它的养分。不过芦笋应尽量趁鲜食用。

圆白菜

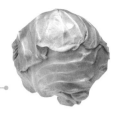

圆白菜含有抗氧化的营养成分，可以抗衰老，提高人体免疫力，还可增进食欲、促进消化、预防便秘。

选购宜忌

要选那些颜色发绿、卷得实且层次间较松的圆白菜，口感好也容易清洗；不要挑发白、紧实如石头的圆白菜。

烹调宜忌

☑ **宜：**采用急火快炒法，这样损失维生素C最少。炒菜时，火力要大，待油温升高后再放入蔬菜，迅速成菜；做汤时，等汤煮沸后再加菜，煮时应加盖。

食用宜忌

☑ **宜：**①圆白菜有调节血糖、血脂的作用，是糖尿病和肥胖病患者的理想食品。②圆白菜富含叶酸，孕妇、贫血患者适合多吃。③新鲜的圆白菜有消炎杀菌的作用，对咽喉肿痛、牙痛、胃痛等有一定的食疗作用。

推荐菜谱

小炒圆白菜

〔材料〕圆白菜300克。

〔调料〕植物油、花椒、蒜末、盐、醋。

🥢 做法

1 圆白菜洗净，撕成小片。

2 炒锅内倒入植物油烧至四成热，放入花椒炸出香味，捞出花椒不要，下入圆白菜片翻炒，加入盐炒至熟。

3 圆白菜出锅前淋入少许醋，关火，撒上蒜末，翻炒均匀即可。

绿豆芽

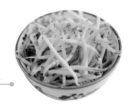

绿豆芽富含纤维素，有预防消化道癌的功效。它能清除血管壁中胆固醇和脂肪的堆积、防止心血管病变。常食绿豆芽可清热解毒、利尿除湿，解酒毒热毒。

相宜搭配

绿豆芽＋猪肚＝降低人体对胆固醇的吸收

猪肚可以健脾养胃、帮助消化、增进食欲，但其胆固醇含量较高；而绿豆芽可以降低胆固醇，两者同食，有利于人体对营养成分的吸收，提高人体免疫力。

不宜搭配

绿豆芽＋猪肝＝降低营养价值

绿豆芽中富含的维生素C，猪肝中富含铜，铜会加速维生素C氧化，失去其营养价值。

选购宜忌

质量好的绿豆芽略显黄色，不太粗，水分适中，无异味，以6厘米左右的长度为最好。

烹调宜忌

宜： 绿豆芽性寒，烹调时应配上一点姜丝，以中和它的寒性；炒绿豆芽时，可适当加些醋，以保存水分和维生素C。

食用宜忌

宜： 绿豆芽中含有维生素B_2，口腔溃疡者很适合食用。血压偏高或血脂偏高者，多嗜烟酒肥腻者，应常吃绿豆芽。

忌： 绿豆芽纤维较粗，不易消化，且性质偏寒，所以脾胃虚寒者不宜久食。

豆芽的缺点是不能隔夜，所以最好买来当天就吃完。如果需要保存，则可以将豆芽原封不动地封在袋子里或装入塑料袋密封好，再放入冰箱，最多不要超过两天。

推荐菜谱

炒绿豆芽

〔**材料**〕绿豆芽400克。

〔**调料**〕植物油、花椒、醋、盐。

🅐 做法

1 绿豆芽择洗干净，沥去水分。

2 炒锅倒油烧至四成热，放入花椒炒香，再放入绿豆芽大火快炒几下，加入醋和盐，翻炒至熟，出锅即可。

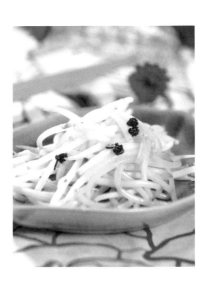

三丝银芽

〔**材料**〕绿豆芽300克、鸡蛋1个、鸡脯肉100克、火腿50克、香菇20克。

〔**调料**〕料酒、盐、白糖、水淀粉、植物油。

🅐 做法

1 绿豆芽去头尾，洗净；鸡蛋磕入碗中打散，入热油锅中炒成蛋块；香菇用温水泡发，与火腿、鸡脯肉均洗净切丝。

2 鸡脯肉丝用水淀粉、料酒上浆，入四成热的油锅中炒熟捞出。

3 炒锅内倒入植物油烧热，入绿豆芽、火腿丝、香菇丝煸炒，随即放入鸡脯肉丝、蛋块炒匀，放盐、白糖、料酒，用水淀粉勾薄芡，出锅即可。

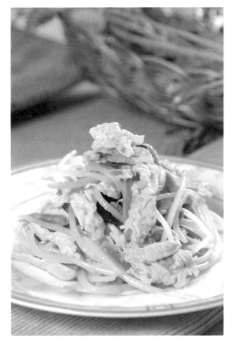

黄豆芽

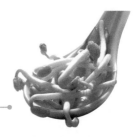

黄豆芽所含的热量较低，水分和膳食纤维较高，还含有优质植物性蛋白质、维生素和丰富的矿物质，可增强体内抗病毒、抗癌肿的能力，能使头发保持乌黑发亮，对面部雀斑有较好的淡化作用。

相宜搭配

黄豆芽＋木耳＝提供全面营养

黄豆芽的蛋白质结构比较疏松，易于消化，维生素B_1、维生素B_2、维生素C的含量以及水溶性纤维素量也比较高；木耳含较多的微量元素、木糖、卵磷脂、钙、铁等。两者搭配，提供的营养更为全面。

黄豆芽＋牛肉＝预防感冒、防止中暑

烹调宜忌

☑**宜：**最好用强火短时间烹调，更易保持豆芽的营养。烹调时，可适当加些醋，能防止营养成分的流失。炒黄豆芽时，可在锅中先放少量料酒，然后再放盐，这样可以除去黄豆芽的豆腥味。

推荐菜谱

木耳炒黄豆芽

〔**材料**〕水发木耳200克、黄豆芽400克。

〔**调料**〕盐、味精、醋、酱油、香油、植物油、白糖、葱末、姜末。

◑ 做法

1 将水发木耳去蒂，洗净，撕成小朵；黄豆芽择洗干净；将木耳、黄豆芽分别入沸水锅中焯水。

2 锅中植物油烧热，下葱末、姜末炝锅，烹入醋、酱油、白糖，放入木耳、黄豆芽大火翻炒均匀，加盐炒熟，加味精调味，淋入香油即可。

蒜薹

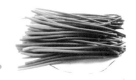

蒜薹富含碳水化合物、蛋白质、维生素，可增进食欲，具有抑菌、杀菌、疗疮癣、健脾胃等功效。

选购宜忌

要选择粗细均匀、颜色翠绿的，不要选择断头损伤、畸形变黄的蒜薹。

烹调宜忌

☑ **宜：**宜用大火，油温高时将菜下锅，全部焖炒透时再放适量盐，这样炒出来的菜嫩而不老，养分损失较少。

贮藏心得

可将蒜薹放在室内阴凉潮湿处，用潮湿的黄沙盖上，这样可以保存7～10天不变色。

推荐菜谱

爽口蒜薹

〔材料〕蒜薹2000克。

〔调料〕盐、子姜、尖辣椒、料酒。

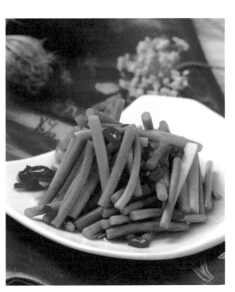

做法

1 蒜薹择去头尾，洗净，入沸水略焯后捞起，沥干水分。

2 子姜洗净，切片；尖辣椒洗净去梗、子，切段。

3 把蒜薹码入泡菜坛内，每码一层都需撒入盐和料酒，铺一层姜片、辣椒段，至全部码完为止。

4 往坛中注入凉开水至浸没菜品为止，密封坛口，静置于阴凉处，30天左右即可食用。

香椿

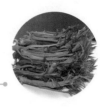

香椿嫩叶内富含蛋白质、碳水化合物、胡萝卜素、挥发油和磷、铁等物质，各种营养素比较全面、均衡，是较理想的食物，具有清热解毒、健胃理气、杀虫等功效。

相宜搭配

香椿＋鸡蛋＝润肤、美腿

鸡蛋的绵软和香椿的清香混合在一起，味道十分鲜美。鸡蛋里富含维生素A和维生素B_2，维生素A使肌肤滑嫩，维生素B_2则可消除腿部脂肪。

选购宜忌

要挑选颜色碧绿、具有香味、无腐烂的香椿。

烹调宜忌

☑**宜：**香椿一定要用沸水烫过后再吃，这样可以降低香椿本身亚硝酸盐的含量。

食用宜忌

☑**忌：**香椿为发物，多食易使痼疾复发，所以慢性疾病患者应少食或不食。

贮藏心得

香椿应该防水，不要在烈日下暴晒，放置于阴凉通风处可存两天。也可洗净放入保鲜袋中，再用纸包好，冷藏。

芦荟

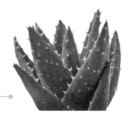

芦荟含多种维生素等，有抗炎、止痛作用，是减肥、美容、防治便秘的佳品。另外，它还能提高机体的抗病能力，有抗感染、助愈合之效。

选购宜忌

应挑选叶片健壮饱满的。

烹调宜忌

☑ **宜**：芦荟略带苦味，应去掉绿皮，用水煮3～5分钟，便能够除去苦味。由于芦荟皮中含有容易引起腹泻的大黄素，因此在食用的时候，一定要先去掉皮。

食用宜忌

☑ **宜**：芦荟能调节血糖代谢，是糖尿病患者的理想食品。芦荟对脂肪代谢、消化功能、排泄系统都有很好的调节作用，有助于慢性病（高血压、哮喘）患者的康复。

☑ **忌**：芦荟有通便的功效，体质虚弱者和儿童不可多食。芦荟易使内脏器官充血，孕妇、女性经期、痔疮出血和鼻出血患者应禁食。

推荐菜谱

当归芦荟茶饮

〔**材料**〕决明子、芦荟各30克，当归15克，茶叶少许。

做法

1 开小火将锅置其上，并用火预热使其锅受热均匀。

2 将决明子放入锅内翻炒至干燥备用。

3 容器内放入决明子、当归、芦荟、茶叶先用水泡30分钟。

4 然后将上述4种材料同加水一起煎开，开后再煎20～30分钟即可。

茄子

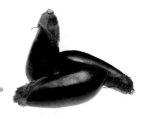

茄子中维生素P的含量较高，能保持血管壁弹性和生理功能，防止血管硬化和破裂。常吃些茄子，有助于防治高血压、冠心病、动脉硬化和出血性紫癜。茄子还含有龙葵素，对胃及十二指肠溃疡、慢性胃炎、消化系统疾病有一定的疗效。

相宜搭配

茄子＋猪肉＝降低人体对胆固醇的吸收

猪肉中的胆固醇含量较高；茄子中含有的皂苷，可以降低胆固醇。两者搭配，营养价值更高。

茄子＋鸡蛋＝降低人体对胆固醇的吸收

鸡蛋含有较多的胆固醇，而茄子中含有大量皂苷，具有降低胆固醇的作用。两者同食，有利于人体吸收鸡蛋的营养，还能降低胆固醇的吸收率。

茄子＋鳗鱼＝降低人体对胆固醇的吸收

鳗鱼中胆固醇的含量较高，茄子中所含的皂苷可降低人体内胆固醇的含量。两者同食，有利于健康。

不宜搭配

茄子＋螃蟹＝损伤肠胃健康

螃蟹肉性味咸寒，茄子甘寒滑利。两者的食物药性同属寒性，同食有损肠胃健康，会导致腹泻。

选购宜忌

嫩茄子颜色乌黑，重量小，花萼下面有一片绿白色的皮。老茄子颜色光亮，重量大。

烹调宜忌

☑**宜：**茄子切开后可用清水浸泡，烹制前再捞出，可防止茄子变黑。

☒忌: 尽量少用油炸茄子,因为这会使茄子中的类黄酮严重损失,使茄子的保健作用大打折扣。过老过熟的茄子不宜食用,容易中毒。

食用宜忌

☒忌: 茄子属凉性食物,消化不良、腹泻者不宜多食。

贮藏心得

保存茄子时不要用水洗,要防雨淋、防晒、防磕碰、防受热,应选择阴凉通风处存放。

推荐菜谱

蒜蓉茄子

〔材料〕嫩茄子300克,红椒、青椒各适量。

〔调料〕蒜泥、白芝麻、盐、醋、香油、酱油。

做法

1 将嫩茄子洗净,顺长剖成均匀的长条,放在蒸锅里蒸至熟烂,取出晾凉;红椒、青椒分别去蒂、子,洗净,切丁。

2 将盐、白芝麻、蒜泥、酱油、醋、香油调成料汁,浇在茄条上,撒上青椒丁、红椒丁即可。

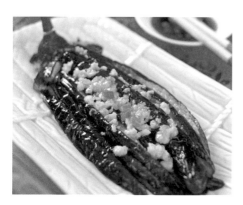

什锦素茄丁

〔材料〕茄子200克,红椒50克,豌豆、胡萝卜、黄瓜各30克。

〔调料〕植物油、葱末、姜末、蒜末、酱油、白糖、鸡精、水淀粉、盐。

做法

1 将茄子洗净,去蒂、皮,切小丁,在清水中略浸泡;红椒去蒂、子,胡萝卜去皮,均洗净,切成小丁;黄瓜、豌豆均洗净,黄瓜切丁。

2 炒锅中倒入植物油烧热,放入茄丁煎至金黄色,捞出,沥油。

3 锅中留底油烧热,下入葱末、姜末、蒜末炒香,放入胡萝卜丁、豌豆,大火翻炒,再加入茄丁、酱油、白糖、盐,炒匀,最后加入黄瓜丁、红椒丁,翻炒至熟后,调入鸡精,用水淀粉勾芡即可。

青椒

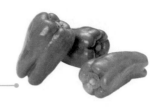

青椒含有抗氧化的维生素和微量元素，能增强人体体力，缓解因工作、生活压力造成的疲劳。青椒富含维生素C和维生素K，可以防治维生素C缺乏病，对牙龈出血、贫血等有辅助治疗作用。

相宜搭配

青椒＋谷类＝有利于人体对维生素C的吸收

青椒富含维生素C，与谷类同食，谷类中所含的维生素E可以防止维生素C被氧化，有利于人体吸收营养。

青椒＋鸡蛋＝有利于人体对维生素的吸收

青椒含丰富的维生素C，但易被氧化；鸡蛋中所含的维生素E可以防止维生素C被氧化。两者同食，有利于人体对维生素的吸收和利用。

青椒＋猪肝＝补血

猪肝中铁元素的含量高，青椒中的维生素C可促进人体对铁的吸收。两者搭配，补血效果更好。

青椒＋空心菜＝降低血压、止痛消炎

选购宜忌

青椒应选择成熟度适宜，果肉肥厚，果形一致，大小均匀和无腐烂、虫蛀、病斑的。

烹调宜忌

☑**宜：**用急火快炒，可使青椒保持其原有的色味。

☒**忌：**炒青椒时不要用酱油，否则菜色会变暗，味道也不清香。

食用宜忌

☑**宜：**春季可多吃些青椒，对恢复体力、消除春困很有好处。青椒具有的独特香味，还能起到开胃消食、增进食欲的作用。

贮藏心得 ♡

　　熔化一些蜡烛油，把每个青椒的蒂柄都在蜡烛油中蘸一下，凉后装进保鲜袋中，封严袋口，放在10℃的环境中，可储存2~3个月；选择大而厚实的青椒，剖开，去子，将5%的纯碱水加热到90℃左右，然后把青椒放入浸泡3~4分钟，捞出晾干，不仅颜色得以保持，味道也会很好。

推荐菜谱 🍜

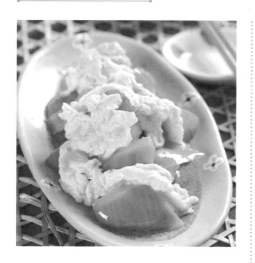

青椒炒蛋

〔材料〕鸡蛋2个、青椒5个。

〔调料〕葱花、盐、植物油。

● 做法

1 青椒去蒂及子，洗净，切成片；鸡蛋打入碗中，加盐、葱花、少许水搅匀。

2 锅置火上，倒入油烧热，淋入蛋液炒散，盛起。

3 锅内倒油烧热，下青椒炒片刻，放盐，将鸡蛋入锅和青椒片炒匀，装盘即可。

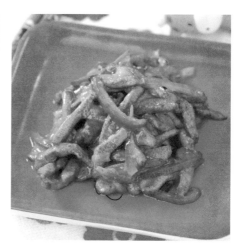

青椒炒猪肝

〔材料〕青椒2个、鲜猪肝100克。

〔调料〕料酒、盐、姜、植物油。

● 做法

1 青椒洗净，去蒂、子，切成细丝；猪肝洗净后，切成片，用热水汆一下，沥干后再用料酒、盐腌去腥味；姜洗净，切丝。

2 锅内倒油烧热后，下入姜丝和猪肝片略炒，盛出。

3 锅中再加入少许油，下入青椒丝，炒至五成熟后加盐调味，倒入猪肝片，用大火爆炒3分钟即可。

菜花

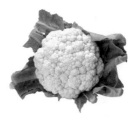

菜花是含有类黄酮最多的食物之一，可以防止感染，阻止胆固醇氧化，防止血小板凝结成块，从而减少心脏病与脑卒中的发病概率，常吃菜花还可以增强肝脏的解毒能力。

相宜搭配

菜花＋牛肉＝帮助人体吸收维生素B$_{12}$

菜花中含有大量叶酸，有利于人体吸收牛肉中的营养。

不宜搭配

菜花＋猪肝＝影响人体对微量元素的吸收

菜花含有丰富的纤维素，易与猪肝中的铜、铁、锌等元素形成不易消化的物质，影响人体对微量元素的吸收。

菜花＋笋瓜＝破坏维生素C

菜花富含维生素C，而笋瓜中含有维生素C分解酶，易将菜花的营养破坏掉，因此两者不宜同食。

选购宜忌

质量好的菜花干净、坚实、紧密，紧裹菜花的叶子新鲜、饱满，呈绿色。

烹调宜忌

☑**宜：**将菜花放在盐水里浸泡几分钟，可以清除菜虫和残留的农药。为了减少维生素C和抗癌化合物的损失，先将菜花用沸水焯一下，然后再用大火快炒。炒菜花时，如果加少许牛奶，会使成品更加白嫩可口。此外，烧煮和加盐时间不宜过长，否则会丧失和破坏菜花中防癌、抗癌的营养成分。

食用宜忌

☑**宜：**菜花含少量的致甲状腺肿的物质，需要搭配碘食用，如碘盐、海鱼、海带、紫菜等。

番茄菜花牛肉煲

〔材料〕牛肉300克、菜花100克、番茄200克。

〔调料〕盐、味精、酱油、香油、植物油、葱段、姜片。

● 做法

1 牛肉洗净，切块，汆水。

2 菜花洗净，掰成小朵；番茄洗净，切小块。

3 锅中加入植物油烧热，炒香葱段、姜片，放入适量水，下牛肉块大火煮沸，放入盐、酱油，转小火焖40分钟。

4 待牛肉块熟烂，放入菜花块、番茄块煮15分钟，加味精调味，淋香油即可。

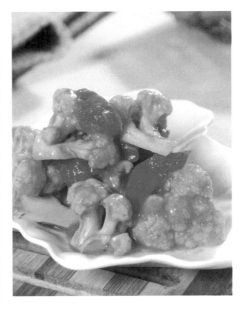

番茄炒菜花

〔材料〕菜花350克、番茄50克。

〔调料〕番茄酱、白糖、醋、盐、料酒、味精、花椒、水淀粉、香油、葱末、姜末、植物油。

● 做法

1 花椒放入水中煮沸，浸泡一晚，制成花椒水；菜花洗净，掰小朵，焯水，沥干；番茄洗净，切块。

2 锅内倒油烧热，爆香葱末、姜末，烹入料酒，加番茄酱、白糖、盐、醋、番茄块、菜花略炒，加花椒水炒匀，调入味精，用水淀粉勾芡，淋上香油即可。

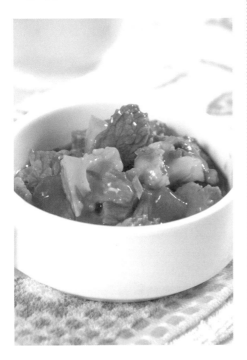

贴心提示

经常食用可以阻止皮肤色素斑的形成，对肌肤有很好的美白效果。

番茄

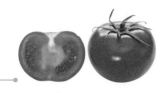

番茄中有一种特殊成分——番茄红素，具有预防前列腺癌的功效，番茄还可以治疗牙龈出血，增强人体抵抗力，促进伤口愈合，且有祛除斑痕、抗皮肤老化、健肤美容的作用。另外，番茄汁还对消除狐臭有一定作用。

相宜搭配

番茄＋芹菜＝降压、健胃消食

芹菜含有丰富的膳食纤维，有明显的降压作用，番茄可健胃消食，对高血压、高脂血症患者尤为适合。

番茄＋鸡蛋＝有利于吸收营养

不宜搭配

番茄＋黄瓜＝破坏维生素C

番茄含有大量的维生素C，而黄瓜中含有大量的维生素C分解酶，同吃会使番茄中的维生素C被破坏掉。

番茄＋猪肝＝破坏维生素C

猪肝中含有的铜、铁能使维生素C氧化为脱氢抗坏血酸而失去原来的功能。

番茄＋鱼肉＝抑制铜的释放量

番茄＋南瓜＝破坏维生素C

南瓜含维生素C分解酶，所以不宜同富含维生素C的蔬菜、水果同时吃。

番茄＋胡萝卜＝破坏维生素C

选购宜忌

宜挑选富有光泽、色彩红艳的番茄，颜色过青和软蔫的番茄最好不要购买。

烹调宜忌

☑**宜：** ①烧煮番茄时稍加些醋，可以破坏番茄中的有害物质——番茄碱。②如果要生吃番茄，最好用沸水烫一下，促使番茄红素释放，还能杀除表皮的细菌。

食用宜忌

☑**宜：** ①适宜发热口干、暑热烦渴、食欲不振之时食用。②适宜高血压、肾病、心脏病、肝炎、眼底出血、前列腺疾病患者食用。③适宜维生素C缺乏者、烟酸缺乏者、糖尿病患者、牙龈出血者食用。④适宜作为美容保健食品，可以经常食用。

☑**忌：** ①番茄性寒，胃寒者忌食。②女性经期有痛经史者忌用。③青番茄含有毒性物质——番茄碱，生食后会使人头昏、恶心、呕吐，严重时甚至可致死。

推荐菜谱

什锦番茄

〔材料〕小黄瓜2根、土豆1个、胡萝卜1根、番茄3个、鸡蛋2个。

〔调料〕沙拉酱。

● 做法

1 小黄瓜、胡萝卜分别洗净切丁，放入沸水中烫熟，捞出；番茄洗净去蒂、子，做成番茄杯。

2 锅置火上，放入凉水，将洗净的鸡蛋煮熟，取出，去壳，切片。

3 土豆去皮，洗净，切片，放入蒸锅内蒸熟，取出压成泥。

4 小黄瓜、胡萝卜及土豆泥放入碗中，加入沙拉酱拌匀，盛入番茄杯中，放上适量鸡蛋片即可。

番茄枸杞玉米羹

〔材料〕嫩玉米400克、番茄50克、枸杞子15克、鸡蛋1个（取蛋清）。

〔调料〕料酒、清汤、盐、味精、白糖、香油、水淀粉。

● 做法

1 玉米洗净，加白糖煮熟，取出，待稍凉后，取下玉米粒；番茄洗净，去蒂，切块；枸杞子洗净；鸡蛋清打匀。

2 锅置火上，放入清汤、料酒、盐、玉米粒、番茄块、枸杞子，大火烧沸，调入味精，水淀粉勾芡，加入鸡蛋清，淋入香油即可。

萝卜

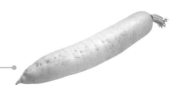

萝卜含有淀粉酶和芥子油成分，能促进胃肠蠕动、增强食欲、帮助消化。萝卜味甘辛、性凉，有下气定喘、止咳化痰、利大小便和清热解毒的功效。萝卜含有的淀粉酶还能分解致癌物亚硝胺，起防癌作用。

相宜搭配

萝卜＋豆腐＝帮助人体吸收豆腐的营养

豆腐富含植物蛋白质，多吃易消化不良。萝卜，尤其是白萝卜能促进消化，若与豆腐同食，可帮助人体吸收豆腐的营养。

萝卜＋紫菜＝清肺热、治咳嗽

萝卜可化痰止咳，紫菜可清热化痰。两者搭配，可清肺热、治咳嗽。

不宜搭配

萝卜＋人参＝功能相抵，影响滋补作用

人参可以补元气，而萝卜通气消食，会加快排泄人参的营养成分，影响人参的滋补作用。

萝卜＋橘子＝易诱发甲状腺肿大

萝卜会产生一种抑制甲状腺功能的物质硫氰酸，如果同时食用大量的橘子、苹果、葡萄等水果，水果中的类黄酮物质在肠道经细菌分解后就会转化为抑制甲状腺作用的硫氰酸，进而诱发甲状腺肿大。

萝卜＋木耳＝易诱发皮炎

选购宜忌

应挑选个体大小均匀、无病变、无损伤的萝卜，萝卜皮细嫩光滑，用手指弹碰其腰部，声音沉重、结实者为不糠心，如声音混浊则多为糠心。

烹调宜忌

☑**宜：**萝卜顶部3～5厘米处维生素C含量最多，宜切丝、切条，快速烹

调；萝卜中段含糖量较多，质地较脆嫩，可做凉拌菜；萝卜从中段到尾段，有较多的淀粉酶和芥子油一类的物质，有些辛辣味，削皮生吃，是糖尿病患者用来代替水果的上选。

食用宜忌 🍴

☑ **宜：** 生萝卜汁加蜂蜜，可作为高血压和动脉硬化患者的辅助食疗品。白萝卜洗净切片或丝，加糖食用，有理气化痰平喘的作用，适合急慢性气管炎或咳嗽痰多气喘者食用。

☒ **忌：** 萝卜为寒凉蔬菜，阴盛偏寒体质者、脾胃虚寒者不宜多食，胃及十二指肠溃疡、慢性胃炎、先兆流产等患者忌食萝卜。在服用人参、西洋参、地黄和首乌时也忌食萝卜。

贮藏心得 💗

萝卜最好能带泥存放，如果室内温度不太高，可放在阴凉通风处。如果买到的萝卜已清洗过，则可用报纸包起来放入塑胶袋中保存。

推荐菜谱 🥣

白菜萝卜豆腐汤

〔**材料**〕白菜叶2片，白萝卜、胡萝卜各80克，豆腐200克。

〔**调料**〕香菜末、辣椒酱、清汤、盐、味精、植物油。

🔵 做法

1 白菜叶、白萝卜、胡萝卜与豆腐分别洗净，切长条，在沸水中焯烫，捞出，沥干水分。

2 锅内倒入植物油烧至五成热，爆香辣椒酱，倒入清汤，放入白萝卜条、胡萝卜条、豆腐条，大火煮沸后加入白菜叶条，再次煮沸后，加盐、味精调味，撒上香菜末即可。

萝卜丝鲫鱼汤

〔**材料**〕鲫鱼500克、白萝卜300克。

〔**调料**〕香葱、姜、植物油、料酒、盐、味精。

🔵 做法

1 鲫鱼宰杀洗净，在鱼身两面各划5刀；白萝卜去皮洗净，切细丝；香葱洗净切段；姜洗净切片。

2 锅内倒植物油烧热，把鲫鱼煎至两面略呈黄褐色，倒入适量水、香葱段、姜片、白萝卜丝及料酒，用小火煮至水沸后再煮10分钟，放入盐、味精，取出葱段即可。

胡萝卜

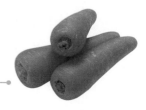

胡萝卜除了含有蛋白质、脂肪以及较多的钾、钙、磷、铁等外，还含有丰富的胡萝卜素，可以保护视力、减缓身体衰老、防癌、提高人体免疫力。

相宜搭配

胡萝卜＋山药、猪肚、黄芪＝健胃补脾

胡萝卜、山药、猪肚有健胃的功效，黄芪可以补脾益气，同食可增加营养，补虚弱。尤其适合脾胃虚弱、消化不良、消瘦者。

胡萝卜＋蜂蜜＝排毒

胡萝卜含有果胶物质，有助于人体排出体内有害成分；蜂蜜有润肠通便的作用。两者同食，可防治便秘。

胡萝卜＋圆白菜＝有效减少癌细胞的产生

胡萝卜富含胡萝卜素，圆白菜含有大量的抗氧化剂（如维生素C、维生素E、维生素A），能有效减少癌细胞的产生。

胡萝卜＋油脂＝提高人体对胡萝卜素的吸收率

胡萝卜中所含的胡萝卜素是脂溶性物质，必须先溶解在油脂中才能被充分吸收。胡萝卜与油脂同食，可提高人体对胡萝卜素的吸收率。

胡萝卜＋猪心＝缓解神经衰弱

猪心有镇静、补心作用，但胆固醇含量较高；胡萝卜具有降低胆固醇的功效。若两者同食，既可以缓解神经衰弱，又可以防止人体摄入过多胆固醇。

不宜搭配

胡萝卜＋辣椒＝破坏维生素C

胡萝卜含有维生素C分解酶，与辣椒同食，会破坏辣椒中的维生素C，影响人体吸收营养。

胡萝卜＋山楂＝破坏维生素C

胡萝卜＋白萝卜＝降低营养价值

白萝卜中的维生素C含量较高，与胡萝卜同食，会被胡萝卜中的维生素C分解酶分解破坏，降低营养价值。

胡萝卜＋醋＝破坏胡萝卜素

胡萝卜含有大量胡萝卜素，被人体吸收后会转化为维生素A，若加入醋，会使胡萝卜素受到破坏。

胡萝卜＋酒＝产生毒素

胡萝卜中的胡萝卜素与酒精一同进入人体，会在肝脏中产生毒素，能引起肝病。

选购宜忌

在选购胡萝卜时，要注意胡萝卜中胡萝卜素的含量因部位不同而有所差别，和茎叶相连的顶部比根部多，外层的皮质含量比中央髓质部位要多。所以，购买胡萝卜，应选肉厚、心小、粗短的那种。

烹调宜忌

☑**宜：**胡萝卜素是一种脂溶性物质，独自烹调消化吸收率极低，烹调时应与油脂一起。另外，胡萝卜熟食比生食营养价值高。

☒**忌：**烹制胡萝卜时最好不要放醋，否则会使胡萝卜中的维生素A原遭到破坏。

食用宜忌

☑**宜：**胡萝卜含有一种能降低血糖的物质，是糖尿病患者的健康食品。胡萝卜含大量胡萝卜素，所以呈黄红色。胡萝卜素会在体内变化成维生素A，可以提高机体抵抗力。

☒**忌：**胡萝卜外皮所含的维生素比里面多得多，吃时千万别把外皮去掉，以免造成不必要的营养损失。如果将含有丰富胡萝卜素的胡萝卜汁与酒精一同摄入体内，就会在肝脏中产生毒素，引发肝病。因此，建议人们不要在饮用胡萝卜汁前后饮酒，这样做对人体健康非常不利。

土豆

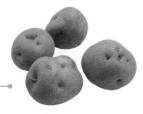

土豆是一种很好的健康食品，具有和胃调中、健脾益气、补血强肾等多种功效。土豆富含维生素、钾、膳食纤维等营养成分，可预防癌症和心脏病，帮助通便，并能增强机体免疫力。

相宜搭配

土豆＋醋＝分解有毒物质

土豆营养丰富且养分平衡，但它含有微量有毒物质龙葵素。若加入醋，则可以有效分解有毒物质。

土豆＋全脂牛奶＝提供全面营养素

土豆富含碳水化合物和维生素，全脂牛奶富含蛋白质和钙。两者同食，可提供人体所需的许多营养素。

土豆＋豇豆＝防治急性肠胃炎、呕吐腹泻

土豆＋牛肉＝保护胃黏膜

不宜搭配

土豆＋香蕉＝面部生斑

土豆＋番茄＝导致食欲不佳、消化不良

选购宜忌

应选择个头结实、没有出芽、颜色单一的土豆。

烹调宜忌

宜： 土豆切块，冲洗完之后要先晾干，再放到锅里炒，这样就不会粘在锅底了。土豆只需削掉薄薄的一层皮，因为土豆皮下面的汁液含有丰富的蛋白质。

忌： 削皮后的土豆如不马上烧煮，应浸在凉水里，以免发黑，但不能浸泡太久，否则其营养成分会流失。

☑**宜**：土豆蛋白质含量较低、含钾量高，适合低蛋白饮食的肾病患者食用。土豆也可作为糖尿病患者的日常饮食，它不会使血糖升高，又可以增加饱腹感。

贮藏心得 ♥

土豆需存放在干燥、通风和避光的地方。已经发芽的土豆不可再食用。

推荐菜谱 🍵

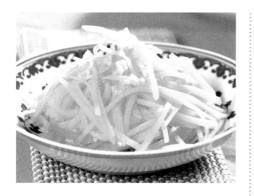

醋熘土豆丝

〔**材料**〕土豆300克。

〔**调料**〕植物油、花椒、葱花、姜末、醋、料酒、盐、酱油、味精、香油。

🔵 做法

1 将土豆洗净后去皮，切成细丝，放入清水中浸泡。

2 锅置火上，倒入植物油，烧至四成热时放入花椒炸出香味，捞出花椒不用，然后放入葱花、姜末炝锅，烹入醋、料酒，放入土豆丝翻炒，加入盐、酱油和少量水，翻炒至断生时加入味精，淋入香油搅拌均匀即可。

土豆饼

〔**材料**〕土豆100克、鸡蛋1个、牛奶200毫升、面粉150克。

〔**调料**〕盐、白糖、植物油。

🔵 做法

1 土豆洗净，入蒸锅蒸熟，取出，去皮，做成土豆泥。

2 鸡蛋打入碗中，搅匀，加入牛奶、白糖和少许盐。

3 将土豆泥倒入调好的牛奶鸡蛋汁内，加面粉和成软面团。

4 平底锅中加植物油烧热，将和好的软面团拍成圆饼放入，小火将土豆饼炸至金黄色即可。

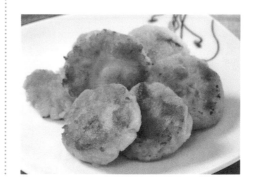

洋葱

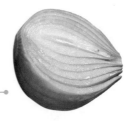

洋葱中含有微量元素硒，可降低癌症的发生率。洋葱还具有平肝润肠、降血糖的作用，可以刺激食欲、帮助消化、祛痰利尿、预防感冒以及抑菌防腐。

相宜搭配

洋葱＋鸡蛋＝提高人体对维生素C和维生素E的吸收

洋葱中含有丰富的维生素C，但易被氧化；鸡蛋中的维生素E可以有效防止维生素C的氧化。两者同食，可以提高人体对维生素C和维生素E的吸收率。

洋葱＋火腿＝防止有害物质生成

洋葱中富含维生素C，能够防止火腿中的亚硝酸盐在人体内转化为亚硝酸胺。两者同食，可以防止有害物质生成，有利于人体对营养的吸收。

洋葱＋大蒜＝抗癌

大蒜含有大蒜素和含巯基的化合物，能从多方面阻断致癌物质亚硝胺的合成，可抗菌消炎，减少慢性炎症的癌变机会；洋葱除含有大蒜中一些相同的抗癌物质外，还含有谷胱苷肽，能与致癌物质结合，有解毒作用。两者搭配，有很好的抗癌作用。

不宜搭配

洋葱＋蜂蜜＝伤眼睛

选购宜忌

洋葱要挑选球体完整、没有裂开或损伤、表皮完整光滑的。

烹调宜忌

☑**宜：**切洋葱之前把刀放在冷水里浸一会儿，再切洋葱就不会觉得刺眼睛了。

☑ **宜：** 糖尿病患者每餐食用洋葱25～50克，能起到较好的降低血糖和利尿的作用。

贮藏心得 🥄

将洋葱放入网袋中，然后悬挂在室内阴凉通风处，或者放在有透气孔的专用陶瓷罐中保存。

推荐菜谱

洋葱炒鸡蛋

〔**材料**〕洋葱1个、鸡蛋4个。

〔**调料**〕盐、胡椒粉、植物油。

🔵 做法

1 洋葱去皮洗净，切丝；鸡蛋磕入碗中打散。

2 炒锅置火上倒入植物油，烧热后下洋葱丝翻炒片刻盛出。

3 锅中再次倒入植物油，烧热后将鸡蛋液炒熟，下洋葱丝、盐、胡椒粉翻炒均匀即可。

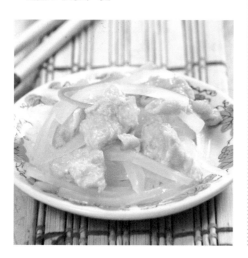

韩式小炒肉

〔**材料**〕猪肉400克，青椒、红椒、黄椒、胡萝卜、洋葱各50克，香菇、蒜泥各30克。

〔**调料**〕盐、植物油、香油、酱油、姜汁、醋。

🔵 做法

1 把猪肉洗净，切成条，放入盆中，加盐和酱油抓匀，腌渍10分钟。

2 把青椒、红椒、黄椒去蒂、去子后洗净，切成不规则的块。接着把胡萝卜、洋葱和香菇洗净，同样切成不规则的块。

3 锅内放植物油烧至五成热，放入胡萝卜块翻炒，接着放入蒜泥和姜汁炒匀，再放入洋葱块和腌好的肉大火翻炒。当肉半熟时加醋、盐和剩余的材料，当炒至肉熟透时，熄火，淋上数滴香油，翻炒均匀后盛盘上桌。

山药

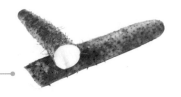

山药高糖无脂肪，富含淀粉、胆碱、果胶等，可以改善血液循环，防止冠心病和脂肪肝的发生，增强机体免疫功能，抑制肿瘤细胞增殖。

选购宜忌

山药要挑选表皮光滑无伤痕、薯块完整肥厚、颜色均匀有光泽、不干枯、无根须的。

烹调宜忌

☑**宜：**做山药泥时，将山药先洗净再煮熟去皮，这样不麻手。削皮的山药可以放入醋水中，以防止变色。山药生吃比煮着吃更容易发挥所含的酶的作用。把山药切碎比切成片食用更容易消化吸收其中的营养物质。

食用宜忌

☒**忌：**山药有收涩的作用，所以大便干燥者不宜食用。

贮藏心得

如果整根山药尚未切开，可存放在阴凉通风处；如果切开了，可以盖上湿布保湿，放入冰箱冷藏室保鲜。

推荐菜谱

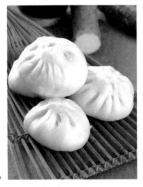

山药茯苓包子

〔材料〕山药、茯苓各100克，发酵面团350克，白糖20克。

〔调料〕猪油、青丝、红丝、面粉。

● 做法 ➡

1 山药、茯苓研成粉，放在大碗中，加适量水，浸泡成糊。

2 再将山药、茯苓糊蒸半小时，加面粉、白糖及猪油、青丝、红丝制成馅。

3 面团擀成包子皮，包入馅料制成包子，蒸熟即可。

玉米芡实山药粥

〔材料〕玉米面粉100克，芡实粉、山药各50克。

〔调料〕冰糖。

做法

1 山药洗净，上笼蒸熟后，去皮，切成小丁。

2 玉米面粉、芡实粉用沸水搅匀，制成面糊。

3 锅中加入适量清水，以大火烧沸，慢慢倒入混合好的面糊，转小火，继续熬煮10分钟。

4 将山药丁放入锅中，与面糊混合，搅匀，煮成粥，加冰糖调味即可。

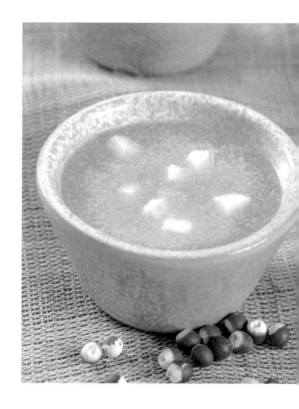

山药莲肉米糕

〔材料〕山药500克、大米粉200克、莲肉粉100克。

〔调料〕红丝、青丝、蜂蜜、白糖、芡粉、植物油。

做法

1 把蜂蜜、白糖、植物油、芡粉放入锅中加热，熬成糖蜜汁备用。

2 把山药洗净后，放入锅内蒸熟，去皮，放入碗内，捣烂。

3 把山药、米粉、莲肉粉和匀，揉成面团，压入木模内，做成小饼，上面放红绿丝，上锅蒸半小时。

4 取出山药米糕，趁热浇上一层糖蜜汁即可。

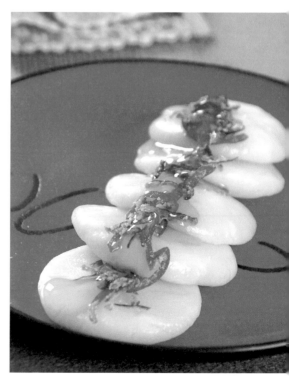

黄瓜

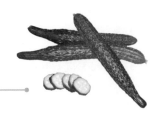

黄瓜味甘性凉，富含水分和多种矿物质，具有清热、利尿、解毒的功效，对除湿、润肠、镇痛也有明显效果。

相宜搭配

黄瓜＋蜂蜜＝润肠通便

黄瓜含有丰富的膳食纤维，可促进肠道蠕动；蜂蜜具有良好的润肠作用，两者同食，可以消食通便。

不宜搭配

黄瓜＋番茄＝破坏维生素C

番茄中含有丰富的维生素C，而黄瓜中的分解酶会破坏维生素C，若两者同食，不利于人体对维生素C的吸收。

黄瓜＋菠菜＝破坏维生素C

黄瓜＋菜花＝破坏维生素C

黄瓜＋小白菜＝破坏维生素C

黄瓜＋花生＝腹泻

黄瓜属寒性食物，花生中含油脂较多，寒性食物与油脂相互作用，易引起腹泻。

选购宜忌

带刺、挂白霜的黄瓜为新摘的鲜瓜；瓜鲜绿、有纵棱的是嫩瓜；条直、粗细均匀的瓜肉质好；瓜条肚大、头尖、细脖的畸形瓜，是发育不良或存放时间较长而变老的瓜；黄色或近似黄色的瓜为老瓜；瓜条、瓜把儿枯萎是采摘后存放时间较长的瓜。

烹调宜忌

☑**忌：**黄瓜尽量不要与蔬果同食，会影响人体对维生素C的吸收。

食用宜忌 🍴

☑ **宜**：黄瓜有降血糖的作用，适合糖尿病患者食用。

☒ **忌**：慢性支气管炎的患者不宜多吃黄瓜，脾胃虚寒者也不宜多食。

贮藏心得 ♥

保存黄瓜要先将它表面的水分擦干，再放入密封保鲜袋中，封好袋口后冷藏。

推荐菜谱 🥣

橙汁甜蜜瓜条

〔**材料**〕冬瓜300克、黄瓜1/2根。

〔**调料**〕浓橙汁、白糖。

🔵 做法

1 将冬瓜去皮、瓤，选用肉质肥厚部分切成一寸半长、半寸厚的瓜条，放入沸水锅中焯一下，锅沸后立刻捞出过凉，控干水分，装入容器。

2 倒入白糖拌匀，腌渍30分钟，入味后浇上橙汁，待全部瓜条上色后即可装盘码齐，用黄瓜切成片装饰盘边即可。

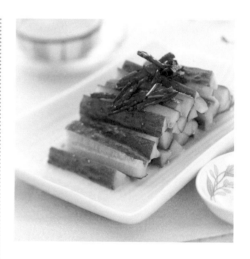

酸辣嫩瓜条

〔**材料**〕嫩黄瓜500克、干红辣椒3个。

〔**调料**〕白醋、白糖、盐。

🔵 做法

1 将黄瓜洗净沥干，切成5厘米长段，然后从中剖开成8瓣，加工成每块都带皮的瓜条；干红辣椒去蒂剖开，去子，切成细丝备用。

2 黄瓜条放入干净的容器里，撒入盐拌匀，放置半小时后将水分沥干，加入辣椒丝、白醋、白糖，放入冰箱腌渍4小时后即可。

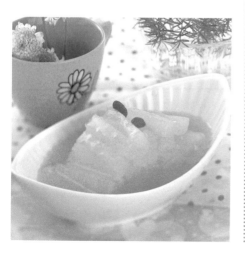

冬瓜

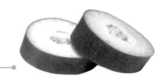

冬瓜含多种维生素和矿物质，冬瓜皮能治水肿，祛痰，治疗急、慢性气管炎，还能利尿消肿，对解热也有辅助治疗作用。冬瓜中还含有丙醇二酸，对防止人体发胖有很好的作用。

相宜搭配

冬瓜＋鸡肉＝清热、利尿、消肿

冬瓜＋甲鱼＝润肤健肤、明目、减肥

冬瓜和甲鱼一起吃，可以生津止渴、除湿利尿、散热解毒，多吃还有助于减肥。

冬瓜＋火腿＝营养丰富，治疗小便不畅

冬瓜和火腿一起食用，不仅能提供丰富的蛋白质，维生素C和钙、磷、钾、锌等矿物质，对小便不畅也有疗效。

冬瓜＋口蘑＝利小便、降血压

不宜搭配

冬瓜＋鲫鱼＝脱水

冬瓜和鲫鱼一起吃会发生脱水现象，可以及时补充水分，或者饮用空心菜汁来解决

冬瓜＋滋补药＝降低滋补效果

冬瓜和滋补药一起吃，会降低滋补效果，达不到滋补目的，所以服用滋补药时要避开冬瓜。

选购宜忌

冬瓜应选老点的，表皮附有白色粉状物，瓜身愈重愈好，瓜皮呈深绿色。也可挑选时用指甲掐一下，皮较硬，肉质致密，种子已成熟变成黄褐色的冬瓜口感好。

☑**宜：** 冬瓜可素炒，也可煲汤，口味以清淡为宜。

食用宜忌 👨‍🍳

☑**宜：** ①春夏季常吃冬瓜，对人体健康尤其是体重偏大的人群是很有益的。②热病口干烦渴，小便不利者宜食冬瓜。③冬瓜中含有丙醇二酸，能有效地抑制碳水化合物转化为脂肪，再加上冬瓜本身不含脂肪，热量不高，有助于防止人体发胖，对想减肥的人很有帮助。④冬瓜含维生素C较多，且钾盐含量高，钠盐含量较低，高血压、肾脏病、水肿病等患者食之，有消肿而不伤正气的作用。

☒**忌：** ①冬瓜性寒，脾胃气虚、腹泻便溏、胃寒疼痛者忌食冬瓜。②女子月经来潮期间和寒性痛经者忌食冬瓜。

贮藏心得 💚

冬瓜喜温耐热，可放在通风处保存。

推荐菜谱 🍲

口蘑烧冬瓜

〔材料〕冬瓜500克、水发口蘑100克、黄豆芽适量。

〔调料〕料酒、味精、盐、水淀粉、植物油、高汤。

🔹 做法

1 冬瓜洗净，去皮，去瓤，下入沸水锅焯熟，捞出用凉水浸凉，再切成块；口蘑去杂质，洗净。

2 炒锅放植物油烧热，放入黄豆芽、口蘑、冬瓜块、高汤、料酒、盐、味精，大火烧沸后转为小火炖烧，烧至口蘑、冬瓜入味，用水淀粉勾芡即可。

海米炒冬瓜

〔材料〕冬瓜250克、干海米1小勺。

〔调料〕植物油、盐。

🔹 做法

1 冬瓜洗净，去皮，去瓤，切成薄片；干海米用沸水泡软洗净。

2 锅置火上，倒入植物油烧至六成热，放入冬瓜片，炒至半熟，加海米、盐，翻炒均匀，加水少许，烧煮至冬瓜变软入味即可。

苦瓜

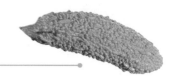

苦瓜中维生素C的含量很高，具有清暑解热、明目解毒的功效。苦瓜中的奎宁和生物活性蛋白质，有利于人体的皮肤更新和伤口愈合。苦瓜中还含有一种类似胰岛素的物质，具有降血糖的作用。

相宜搭配

苦瓜＋瘦肉＝提高人体对铁元素的吸收

苦瓜富含维生素C，可以促进人体对铁的吸收利用；瘦肉中含有较多的铁元素，若与苦瓜配食，可提高人体对铁元素的吸收利用率。

苦瓜＋洋葱＝提高机体的免疫功能

苦瓜中含有奎宁，可以解热，还含有生物活性物质，能驱使免疫细胞消灭癌细胞；洋葱含有谷胱甘肽，能与致癌物质结合，具有解毒作用。两者搭配，可提高机体的免疫力。

苦瓜＋猪肝＝清热解毒、补肝明目

苦瓜和猪肝合食，可为人体提供丰富的营养成分，有清热解毒、补肝明目之效，常食有利于防癌。

苦瓜＋茄子＝清心明目、益气壮阳、延缓衰老

苦瓜和茄子一起吃，会解除疲劳、清心明目、益气壮阳、延缓衰老，也是心血管疾病患者的理想蔬菜。

苦瓜＋青椒＝健美、抗衰老

青椒性温，可以把苦瓜的寒性克掉，健脾开胃。

不宜搭配

苦瓜＋滋补药＝降低滋补效果

苦瓜＋排骨＝妨碍钙的吸收

苦瓜中的草酸含量较高，易与排骨中的钙生成草酸钙，妨碍人体对钙的吸收。

选择苦瓜时以瓜体硬实、具重量感、表皮光亮、表面疣状物大者好，这种苦瓜不太苦。如果瓜体内侧呈现红色，则表示瓜体过熟。

烹调宜忌 🍴

☑ **宜**：将切好的苦瓜放入沸水中焯一下，或放在无油的热锅中干煸一会儿，或用盐腌一下，都可减轻它的苦味。

食用宜忌 👨‍🍳

☑ **宜**：苦瓜有降血糖、降血压、降血脂的作用，是糖尿病、高血压患者理想的保健食品。

贮藏心得 ♥

苦瓜不耐保存，即使在冰箱中存放也不宜超过两天。

推荐菜谱 🥣

苦瓜瘦肉汤

〔**材料**〕苦瓜100克、猪瘦肉300克、清汤1000毫升。

〔**调料**〕盐、味精、香油、葱花、胡椒粉、姜。

🅰 做法

1 将苦瓜洗净，对剖开，去瓤，切块；猪瘦肉洗净切片；姜洗净切片。

2 把苦瓜块放沸水中焯水捞出冲凉。

3 锅置火上，倒入清汤煮沸，放入猪瘦肉片、姜片煮20分钟，再放苦瓜、盐煮15分钟。

4 加味精、胡椒粉调味，撒上葱花，淋入香油即可。

苦瓜炒肝片

〔**材料**〕鲜猪肝200克、苦瓜1根。

〔**调料**〕植物油、蒜片、料酒、酱油、盐、味精。

🅰 做法

1 将苦瓜洗净，去瓤，切块。

2 将猪肝洗净，切成薄片，加料酒、盐腌渍10分钟，用沸水汆一下，沥干水分。

3 锅内放油烧热，放入苦瓜块翻炒几下，加入酱油、料酒略烹片刻。

4 倒入汆水后的猪肝片翻炒匀，加入味精、蒜片，调好味即可。

丝瓜

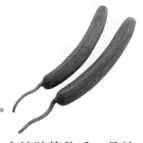

丝瓜含有大量的维生素、矿物质、植物黏液、木糖胶等物质，是祛斑、美白、去除皱纹的天然美容剂。丝瓜性平味甘，具有活血通络、解毒消炎等作用。

相宜搭配

丝瓜＋菊花＝清热消暑、去火解毒

丝瓜含有大量的维生素、矿物质、植物黏液、木糖胶，可以清暑解毒；菊花清热去火。两者同食，可清热消暑，去火解毒。

丝瓜＋毛豆＝清热祛痰，防治便秘、口臭和周身骨痛

丝瓜与毛豆一起食用，可以清热祛痰，防止便秘、口臭和周身骨痛，并能促进乳汁分泌。

丝瓜＋鸡蛋＝润肺、补肾、美肤

丝瓜和鸡蛋同吃，可以滋阴、补肾，使肌肤润泽健美，常吃对人体健康极为有利。

丝瓜＋虾米＝润肺、补肾、美肤

选购宜忌

用手捏丝瓜把，质地较硬的比较新鲜，表皮应是鲜嫩的绿色，且没有刮伤或变黑的伤痕。千万不要挑那种发软或有黑色条纹的丝瓜。

烹调宜忌

☑**宜：** 烹制丝瓜时，最好去皮，应尽量清淡、少油，以保持其香嫩爽口的特点。丝瓜烹制前，可先用沸水焯一下再用凉水浸泡，这样可使丝瓜保持青翠的颜色；或在丝瓜入炒锅后加适量清水煮，也能使丝瓜色彩鲜丽。

食用宜忌

☑**宜：** 丝瓜有清热通便的功效，大便干燥者适合食用。

☒ **忌：** 丝瓜性凉，脾胃虚寒、大便稀溏者不宜食用。丝瓜不宜生吃。

贮藏心得 ♥

丝瓜不宜久藏，可先切去蒂头再用纸包起来冷藏，切去蒂头可以延缓老化，包纸可避免水分流失。

推荐菜谱

鲜虾丝瓜汤

〔**材料**〕大虾200克、丝瓜1根。

〔**调料**〕植物油、高汤、葱花、盐、鸡精。

⬤ 做法 ➡

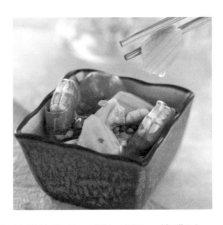

1 大虾洗净，剪去长须，挑去沙线后用沸水余一下；丝瓜去皮，洗净，切成滚刀块。

2 锅内倒油烧至六成热，下入葱花煸香后放入丝瓜块煸软，倒入高汤，烧沸后，放入大虾，滚沸片刻后，再放入盐和鸡精调味即可。

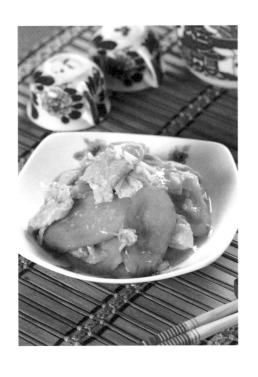

丝瓜炒鸡蛋

〔**材料**〕丝瓜1根（350克）、鸡蛋2个（打成蛋液）。

〔**调料**〕盐、葱丝、姜丝、蒜末、植物油。

⬤ 做法 ➡

1 丝瓜刮去外皮，洗净，切斜片；蛋液中加盐搅拌均匀，入油锅炒成蛋块，盛出。

2 锅中再倒适量植物油烧热，煸香葱丝、姜丝、蒜末，倒入丝瓜片炒片刻，丝瓜片快熟时加少许水略焖一下，倒入鸡蛋块，翻炒几下，撒入盐炒匀即可。

南瓜

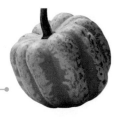

南瓜含有丰富的维生素、矿物质和膳食纤维，具有增强人体抵抗力、防心血管疾病、延缓衰老等功效，还可以除湿祛虫、退热止痢、补中益气、润肺安胎，对于糖尿病、高血压、肝肾病变及产妇缺乳等症也有辅助疗效。

相宜搭配

南瓜＋红枣、赤豆、牛肉＝补脾益气，解毒止痛

南瓜和红枣、赤豆、牛肉一起食用，具有补脾益气、解毒止痛之效，可以防治糖尿病、动脉硬化等病症。

南瓜＋猪肉＝保健、预防糖尿病

不宜搭配

南瓜＋辣椒＝会破坏辣椒中的维生素C

南瓜中含有维生素C分解酶，与辣椒同食，会破坏辣椒中的维生素C。

南瓜＋羊肉＝引起黄疸和脚气

南瓜不可与羊肉同食，否则易引起黄疸和脚气。

南瓜＋黄瓜、番茄等＝影响人体对维生素的吸收

南瓜不可与富含维生素C的黄瓜、番茄等蔬菜水果同食，否则会影响人体对维生素的吸收。

南瓜＋螃蟹、鳝鱼、带鱼＝中毒

南瓜＋虾＝痢疾

南瓜＋鲤鱼＝中毒

选购宜忌

南瓜最好选择外形完整、带瓜梗、梗部坚硬，且有重量感的。如果表面出现黑点，则内部品质有问题。

☑ **宜**：南瓜的做法比较简单，蒸、煮都适合，最常见的是做南瓜盅。

食用宜忌 👨‍🍳

☑ **宜**：常食南瓜对防治糖尿病、高血压很有帮助。南瓜是肥胖者的理想减肥食品，也是很好的暖胃食品，体寒者可以多食。

贮藏心得 ❤

一般将南瓜放置在阴凉处，可保存1个月左右。

推荐菜谱

三鲜南瓜挞

〔**材料**〕南瓜1个，虾仁250克，猪肉馅500克，冬笋末、荸荠末各100克，鸡蛋2个（取蛋清）。

〔**调料**〕香油、盐、葱末、姜末。

🔘 做法

1 将虾仁去沙线，洗净，剁碎；冬笋末、荸荠末与猪肉馅、虾仁碎、鸡蛋清、盐、香油、葱末、姜末拌匀，做成馅。

2 将南瓜去皮、瓤，切成片，将做好的馅均匀地摊在每片南瓜上，厚约1厘米，然后码放在较大的平盘上，共做成约20个，上锅蒸15分钟即可。

南瓜四喜汤

〔**材料**〕南瓜100克，冰鲜牛肉丸、胡萝卜、莴笋各50克。

〔**调料**〕清汤、盐、鸡精、香油。

🔘 做法

1 南瓜、胡萝卜和莴笋分别洗净，去皮，削成鱼丸大小的球；牛肉丸洗净。

2 清汤入锅，加入牛肉丸，大火烧沸后撇去浮沫。

3 把南瓜、胡萝卜与莴笋球放入清汤中，用大火烧沸，加盐、鸡精调味，最后淋上香油即可。

西葫芦

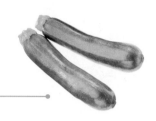

西葫芦味甘性平，含有丰富的维生素，可以清暑止泻。西葫芦具有促进人体内胰岛素分泌的作用，可有效地防治糖尿病和肝肾病变，还具有消除致癌物（亚硝胺）突变的作用。

选购宜忌

选购西葫芦时，要看它的颜色是否鲜绿，瓜体是否均匀周正，表面应光滑无疙瘩，没有损伤和溃烂。

烹调宜忌

☑**宜：** 烹制西葫芦前，应该先将西葫芦去皮，再用清水冲洗干净。

食用宜忌

☑**宜：** 西葫芦营养丰富，含钠盐较低，糖尿病患者可以多食、常食。把西葫芦片放入炒锅后，立即淋几滴醋，再加一点番茄酱，可使西葫芦片脆嫩爽口。

推荐菜谱

素炒西葫芦

〔材料〕西葫芦500克，海米20克，枸杞子、葱花、姜片各10克。

〔调料〕植物油、盐、白糖、甜面酱、料酒、鸡精、胡椒粉、水淀粉、高汤。

◖做法 ➡

1 把西葫芦洗净，切成厚片，放在盘中。

2 锅内放油烧至五成热时，放入葱花、姜片、海米和甜面酱，煸炒片刻。

3 接着倒入高汤，放盐、白糖、料酒、鸡精和胡椒粉，最后放入西葫芦同煮。

4 西葫芦将熟时，放入枸杞子，最后用水淀粉勾芡，大火炒匀后即可出锅。

金针菇

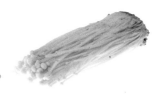

金针菇富含赖氨酸和精氨酸，能促进儿童生长发育，提高智力，还能防治肝炎、胃溃疡等疾病。所含的活性植物多糖对癌细胞有抑制作用，常食可降低血压和血胆固醇，延缓衰老。

选购宜忌

新鲜的金针菇以未开伞、菇体洁白如玉、菌柄挺直、均匀整齐、无褐根、基部少粘连为佳品。金针菇越新鲜越有危险，因为新鲜的金针菇中含有一种叫秋水仙碱的毒素，能让人在短时间内出现腹痛、呕吐、腹泻等症状，而且它还可以轻易地破坏细胞核，彻底杀死细胞。那些经过加工处理或晾干的金针菇是无毒的，所以吃火锅时一定要注意将金针菇彻底煮熟后再吃。

食用宜忌

☑ **宜：**①金针菇是儿童保健增智、老年人延年益寿、成年人增强记忆力的必需食品。②金针菇有补益气血的作用，对女性产后恢复很有帮助。③金针菇氨基酸含量极高，对促进智力发育和增强记忆力大有裨益。

推荐菜谱

金针菇鸡丝

〔**材料**〕鸡脯肉250克、金针菇50克、葱2根、红辣椒2个。

〔**调料**〕植物油、料酒、姜末、淀粉、盐、香油。

▶ 做法

1 鸡脯肉洗净切丝，放入碗中，加入料酒、姜末、淀粉抓匀，腌渍10分钟；葱、红辣椒分别洗净，切丝；金针菇洗净，切除根部。

2 锅中倒入植物油烧热，放入鸡丝、金针菇及少许清水炒熟，加盐调匀，撒上葱丝及红辣椒丝，再淋上香油即可。

木耳

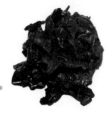

木耳含铁量高，有益气补血、润肺镇静、凉血止血的功效。它含有人体所必需的蛋白质、维生素、矿物质等营养成分，可抑制血小板凝集、降低血液中胆固醇的含量，对冠心病、动脉硬化、心脑血管疾病颇为有益。

相宜搭配

木耳＋青笋＝补血

青笋中维生素C的含量较高，可促进人体对木耳中所含铁元素的吸收。两者搭配，具有补血作用。

木耳＋红枣＝补血

木耳含铁量较高，有补血作用，还有一定的抗肿瘤作用；红枣是补血佳品，可治血虚、血小板缺少等症。两者搭配，补血效果更明显，尤其适合女性食用。

不宜搭配

木耳＋田螺＝有损肠胃

木耳中所含的磷脂、植物胶质等物质易与田螺中的生物活性物质发生不良反应，有损肠胃。

选购宜忌

挑选干木耳以愈干愈好为原则，朵大适度，朵面乌黑但无光泽，朵背略呈灰白色的为上品；水发后口感纯正无异味，有清香味，手捏易碎，放开后朵片伸展良好，有弹性的质量较好。

食用宜忌

☒**忌：**①木耳滋润，易滑肠，患有慢性腹泻的患者应慎食，否则会加重腹泻症状。②发霉的木耳严禁食用。

银耳

银耳含有丰富的胶质、多种维生素、矿物质、氨基酸，具有强精补肾、滋肠益胃、补气和血、强心壮志、补脑提神、美容嫩肤、延年益寿的功效。银耳含有银耳多糖，能增强免疫功能，并增强机体巨噬细胞的吞噬功能，抑制癌细胞生长。

相宜搭配

银耳＋冰糖＝滋补润肺

银耳性平，可以滋阴润肺、养胃生津；冰糖性平，可以和胃润肺、止咳化痰。两者同食，滋补作用更加显著。

选购宜忌

优质银耳干燥，色白微黄有光泽，肉厚朵整，圆形伞盖，直径3厘米以上，蒂头无杂质，无味或略带土腥味。

烹调宜忌

宜：银耳应先用温热水浸泡，微微发开后洗净污物，择去粗老部位，再撕成小块。银耳一定要把根部剪掉，这样才容易煮烂，而且要小火慢慢煮，直到煮烂煮化为止。

食用宜忌

宜：食用银耳可提高机体对外界致病因子的抵抗力，增强机体对辐射的抵抗力，促进骨髓的造血功能，可作为肿瘤患者在接受放射治疗时的营养食品。银耳性平无毒，既是名贵的营养滋补佳品，又是扶正强壮的补药，有补脾开胃、益气清肠、滋阴养肺的功能，还能增强人体抵抗力。

忌：风寒者最好不要食用冰糖银耳，以免加重病情。

海带

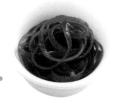

　　海带含有丰富的碘、钙、铁、胡萝卜素及膳食纤维、褐藻胶等，具有软坚化痰、清热利尿的功效。常食海带可降低血液中的胆固醇，对血管硬化、冠心病、高血压有一定的预防和辅助疗效。海带还含有甘露醇，对治疗急性肾功能衰竭、脑水肿、急性青光眼很有效。

相宜搭配

海带＋芝麻＝美容、延缓衰老

　　芝麻能改善血液循环，促进新陈代谢。海带能净化血液，促进甲状腺素的合成。同食则美容、抗衰老效果更佳。

海带＋豆腐＝有助于维持人体的碘平衡

　　豆腐中的皂角苷可降低胆固醇，但会增加碘的排泄；海带含碘量高，可及时补充碘。两者同食，有助于维持人体的碘平衡。

海带＋生菜＝补铁

　　海带中铁元素的含量丰富，与生菜搭配，生菜中的维生素C可促进人体对铁元素的吸收利用，尤其适合贫血者食用。

海带＋菠菜＝防止结石

选购宜忌

　　选择干海带时，应挑选叶片较大、叶柄厚实、干燥、无杂质的；选择水发海带时，应选择整齐、干净、无杂质和无异味的。

烹调宜忌

　　☑宜：①海带含有较多的有毒元素——砷，因此，烹制前应先用清水漂洗，然后浸泡12～24小时，并要勤换水。②用淘米水泡发海带，既易发易洗，烧煮时也易酥软；也可在煮海带时加少许食用碱或小苏打，但不可过多，煮的时间也不宜过长。③把干海带隔水蒸半小时左右，然后用清水泡一夜，这样可使海带又脆又嫩。

☑ **宜：** ①海带中含有大量碘，碘是人体中所必需的一种微量元素，是合成甲状腺素的重要成分之一。对脱发和甲状腺肿大有疗效，还可以预防由于碘缺乏造成的智力低下或痴呆症。②海带还是一种碱性食品，经常食用会增加人体对钙的吸收。

☒ **忌：** ①吃海带后不要马上喝茶，也不要立刻吃酸涩的水果，否则会阻碍铁的吸收。②患有甲状腺功能亢进症的患者不要吃海带，因为海带中碘的含量较丰富，会加重病情。③孕妇和哺乳期女性不要多吃海带，因为海带中的碘可随血液循环进入胎儿和婴儿体内，引起甲状腺功能障碍。

推荐菜谱

芝麻双丝海带

〔**材料**〕水发海带200克，青椒、红椒各50克，熟芝麻30克。

〔**调料**〕姜末、盐、醋、酱油、白糖、香油。

🥄 做法

1 青椒、红椒去蒂、子，与海带均洗净，切丝。

2 将海带丝和青椒丝、红椒丝分别放入沸水中焯熟，捞出，过凉，沥水。

3 将海带丝、青椒丝、红椒丝盛入盘中，加入姜末、盐、醋、酱油、白糖调味拌匀，淋上香油，撒上熟芝麻即可。

海带丝炒肉

〔**材料**〕鲜海带丝300克、猪瘦肉150克。

〔**调料**〕葱片、姜片、蒜末、料酒、淀粉、酱油、盐、植物油。

🥄 做法

1 猪瘦肉去筋膜，洗净切丝，加酱油、料酒、淀粉抓匀腌渍片刻。

2 锅内倒油烧热，下葱片、姜片爆香，加腌渍好的肉丝炒至变色，接着下入海带丝继续翻炒，加适量酱油、盐和少许水炒一会儿，汁收浓时，加蒜末，翻炒几下即可。

紫菜

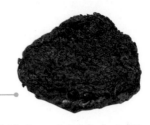

紫菜中含有大量碘元素，可有效预防甲状腺肿大。它还含有大量钙、铁、胆碱，能增强记忆力，促进牙齿和骨骼的健康生长。紫菜中的甘露醇对水肿有很好的疗效。此外，紫菜还含有不饱和脂肪酸，可防止动脉硬化。

相宜搭配

紫菜＋甘蓝＝更好地发挥功效

紫菜中含有丰富的牛磺酸，可以保护心脏，促进神经系统发育，还有一定的解毒作用。牛磺酸的合成需要维生素B_6的参与，而甘蓝富含维生素B_6。两者搭配，有助人体吸收营养。

紫菜＋鸡蛋＝补充维生素B_{12}和钙质

鸡蛋富含维生素B_{12}，但不易被人体吸收；钙可提高维生素B_{12}的吸收率，紫菜中富含钙，与鸡蛋搭配，可有效补充维生素B_{12}和钙质。

选购宜忌

褪色、发红、霉变的紫菜千万不能购买。

烹调宜忌

☑宜：如果汤过于油腻，可将少量紫菜用火烤一下，然后撒入汤内，这样可减少汤的油腻感。

食用宜忌

☑宜：常食紫菜可增进食欲，促进新陈代谢，延年益寿。

贮藏心得

紫菜易反潮变质，应将其密封，放于低温干燥处。

第三章

五谷虽好，
搭配不对也伤身

"多吃点粗粮对身体好"，已是人人皆知的健康理念。但科学的食用方法也很重要，一旦吃不对，反而会损伤身体健康。在饮食中要注意根据自己的体质、病症以及季节的变化合理饮食，这样才能达到用杂粮养生的目的。

吃"粗"健康，别进入这些误区

五谷杂粮是中国传统的膳食，也是最经济的能源食物，其具有丰富的营养，但在食用的时候也要避免一些误区，以免对身体造成伤害。

避免吃粗粮的误区

哪些人不适合吃粗粮

缺钙、铁等元素的人群：粗粮里含有植酸和食物纤维，它们结合形成沉淀，阻碍人体对矿物质的吸收，影响肠道内矿物质的代谢平衡。

患消化系统疾病的人群：患有肝硬化、食管静脉曲张或胃溃疡者，进食大量的粗粮容易引起静脉破裂出血和溃疡出血。

免疫力低下的人群：如果长期每天摄入的纤维素超过50克，会使人的蛋白质补充受阻、脂肪利用率降低，造成骨骼、心脏等脏器功能的损害，降低人体的免疫能力。

杂粮组合应量身选购

在超市和市场上经常看见已经组合好的杂粮米，这样固然方便，但不见得适合每个人。

例如，市售的杂粮组合常混黑糯米，如果有消化性溃疡或胃酸过多者，就不宜食用。市售的杂粮米常会混豆类，豆类蛋白质高，肾脏病人、尿酸高的人都应慎食。

杂粮有时也不见得越杂越好，食材也会相生相克，如果想吃杂粮养生，除了考虑自身体质外，还要把握杂粮分类、分属性、分餐吃的方法，避免相生相克。

吃粗粮并非越多越好

每周吃3次粗粮，有利于身体健康。但需要注意的是，吃粗粮不是"多多益善"。如果过度追求吃粗粮，甚至是只吃粗粮，拒绝食用细粮，这些做法都是不可取的。特别是消化功能衰退的老年人、胃肠功能尚不健全的小孩以及有胃肠疾病的青壮年，都不宜过多地吃杂粮、粗粮，否则会对胃肠造成很大的负担，影响身体健康。

慎食五谷粉

针对现代人往往没时间煮饭，可是又想保养身体的需求，许多商家推出了五谷粉等便食粗粮产品，但是有些五谷粉加有糖分，有的甚至加奶精，虽然口感更好了，但却对健康无益，尤其是对糖尿病患者。

粗粮应该怎么吃

粗粮不必细做。吃惯了"细粮"，对"粗粮"的粗糙会感觉不那么顺口，于是很多家庭主妇和厨师都想尽办法把粗粮做得精细起来。但是粮食加工得越精，维生素、蛋白质、纤维素损失得就越多。粗粮中的膳食纤维虽然不能被人体消化利用，但能通肠化气，清理废物，促进食物残渣尽早排出体外。所以我们在平时的膳食之中还是要粗粮粗吃，避免过于精工细作。在粗粮中加入适当比例的细粮，或利用粗粮做成地方特色风味食品来吃。这样我们所吃的食物就会既美味又有营养了。

吃粗粮时多喝水

粗粮中的纤维素需要有充足的水分作后盾，才能保障肠道的正常工作。一般多吃1倍纤维素，就要多喝1倍水。

循序渐进吃粗粮

如果我们突然增加或减少粗粮的进食量，会引起肠道不良反应。对于平时以肉食为主的人来说，为了帮助肠道适应，增加粗粮的进食量时，应该循序渐进，不可操之过急。

搭配荤菜

当我们制作粗粮食物的时候，除了要顾及口味嗜好外，还应该考虑荤素搭配，平衡膳食，根据个人情况进行适当的调整。

强化米面对健康更有益吗

强化米面，是指在面粉和大米的生产过程中，有针对性地加入了一种或多种维生素和矿物质，以提高营养含量。目前，比较常见的是强化面粉，即在面粉中加入铁、钙、锌、维生素B$_1$、维生素B$_2$、叶酸、烟酸以及维生素A等营养素。

为什么要另加营养素？之所以要在米面中加入营养素，是因为大米和小麦皮层和胚芽中虽然含有丰富的蛋白质、脂肪、维生素、矿物质等营养物质。但在碾米过程中，随着皮层和胚芽的碾脱，所含的营养成分也会随之流失。米面的加工精度越高，营养成分损失也越多。另外，大米在淘洗过程中，也会损失许多的营养成分。对普通大米和面粉进行营养强化，不仅可以补充其流失的营养成分，还可以增加米面本身缺乏的一些营养物质，包括维生素B$_1$、维生素B$_2$、烟酸、赖氨酸、铁和钙等。从而改善我们的膳食营养，补充缺少的微量营养素，满足人体生理的正常需要，减少各种营养缺乏症的发生。

怎样挑选强化米面？国内对强化食品实行标志管理，即通过审批认证的强化食品，在包装上都有一个特殊的标志，消费者在超市购买面粉时，只要认准标志，就可以买到强化面粉了。强化面粉的外观、味道和使用与普通面粉相同，只是在营养方面得到强化了而已。

糯米

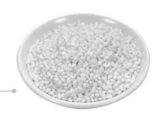

糯米味甘性温，能够补养体气，主要功能是温补脾胃，还能够缓解气虚所导致的盗汗、妊娠后腰腹坠胀、劳动损伤后气短乏力等症状。

相宜搭配

糯米＋红枣＝温中驱寒

糯米和红枣都属于温性味甘的食物，两者功能相似，同食具有很好的温中驱寒的功效，可以治疗脾胃气虚。

糯米＋赤豆＝改善脾虚腹泻和水肿

糯米性温，可以消热利水，适合脾胃功能低下者食用；赤豆具有健脾、利水、消肿等功效。两者对脾虚腹泻和水肿有一定疗效。

糯米＋莲子＝促进骨骼发育

糯米＋百合＝改善气血，缓解疲劳

选购宜忌

糯米以挑选放了三四个月的糯米为好，因为新鲜糯米不太容易煮烂，也较难吸收作料的香味。

烹调宜忌

☑**宜**：在蒸煮前要先将糯米浸两个小时，蒸煮的时间要控制好，否则煮过头的糯米就失去了糯米的香气；若煮得时间不够长的话，糯米会过于生硬。

食用宜忌

☑**宜**：最适合在冬天食用，因为吃后会周身发热，有御寒、滋补的作用。糯米能滋补脾胃，对脾胃气虚、常腹泻者有治疗效果。

☑**忌**：糯米黏滞、难消化，所以吃时要适量。儿童消化能力弱，最好别吃。

桂圆红枣莲子粥

〔材料〕糯米100克，桂圆50克，莲子、红枣各30克。

〔调料〕冰糖。

● 做法

1 桂圆去壳、核；莲子用温水浸泡，去莲心；红枣洗净去核；糯米淘洗干净后，用水浸泡40分钟。

2 沙锅置火上，加入适量水，将泡好的糯米、去莲心的莲子，用大火烧沸后转小火熬煮30分钟，加入去核的红枣、桂圆肉，继续熬煮15分钟，放入冰糖煮至溶化即可。

羊骨红枣糯米粥

〔材料〕羊胫骨2根、红枣10颗、糯米100克。

〔调料〕白糖、盐。

● 做法

1 羊胫骨洗净敲碎。

2 红枣去除杂质，清洗干净，剔出枣核；糯米淘洗干净，浸泡在清水中2小时。

3 锅内加入适量清水，放入羊胫骨，大火煮沸，再用小火熬煮1小时，捞出骨头，留取骨头汤备用。

4 在骨头汤中加入红枣、糯米，用小火熬煮黏稠至熟。

5 加入白糖、盐调味后即可食用。

生炒糯米饭

〔材料〕糯米250克，赤豆、红枣、桂圆肉各25克。

〔调料〕白糖150克、植物油50克。

● 做法

1 糯米淘净后，在清水中浸泡半小时，将水滤干。

2 等植物油烧至四成热时，倒入糯米翻炒，先炒几分钟，加少许水炒半分钟。

3 再入赤豆、红枣、桂圆肉、白糖拌匀，加适量水，大火煮沸，再翻炒至水干，最后用筷子在饭上戳几个小洞改小火焖半小时即可。

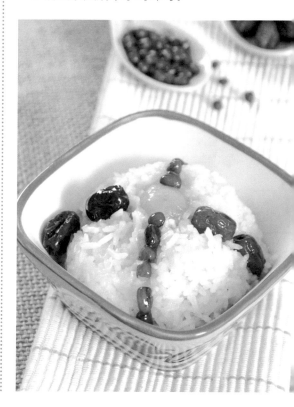

大米

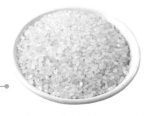

大米味甘性平，有补中益气、健脾养胃、通血脉、聪耳明目、止烦、止渴、止泻的功效。大米中富含的维生素E有消融胆固醇的神奇功效。大米含有优质蛋白，可使血管保持柔软，能降血压。大米中含有水溶性食物纤维，经常食用可预防动脉硬化。

相宜搭配

大米＋胡萝卜＝改善胃肠功能

大米富含碳水化合物，有补脾养胃的功效；胡萝卜含有较多的钾、钙、磷、铁等矿物质，两者同煮，对胃肠功能较弱的人很有好处。

不宜搭配

大米＋蕨菜＝降低人体对维生素B_1的消化吸收率

大米中富含维生素B_1，而蕨菜中含有维生素B_1分解酶，不利于人体对维生素B_1的消化吸收。

选购宜忌

优质大米颗粒整齐，富有光泽，干燥无虫，无沙粒，米灰和碎米极少，闻之有股清香味，无霉变味。劣质大米颜色发暗，碎米多，米灰多，潮湿而有霉味。

烹调宜忌

☑**宜：**大米淘洗好，先往锅中滴入几滴植物油再煮，这样米饭不会粘锅。

☑**忌：**熬米粥时一定不要加碱，否则会破坏大米营养素。

食用宜忌

☑**宜：**米汤有益于婴儿的发育和健康，用米汤冲奶粉或作为辅食，对婴儿成长很有好处。此外米汤预防动脉硬化，适合老年人食用。

贮藏心得 ♥

①平时要把存米的容器清扫干净，以防止生虫。若发现米生虫，可将米放在阴凉处晾干，让虫子飞走或爬出，切忌将米放在阳光下暴晒。②在容器（包括米袋）里放几瓣大蒜，或者用布包些花椒放在盛米的容器内，可以防止蛀虫。③将海带放入大米中也可防治蛀虫。一般1千克大米中放入10克海带就行。

推荐菜谱

羊肉胡萝卜粥

〔**材料**〕羊肉50克、胡萝卜1/2个、大米100克。

〔**调料**〕香葱末、姜末、陈皮、盐、胡椒粉。

● 做法

1 羊肉洗净，切成丁；胡萝卜去皮，洗净，切丁；大米淘净；陈皮擦洗干净。

2 锅置火上，放入3杯清水烧沸，放入大米，以大火煮沸片刻，加入羊肉、陈皮、胡萝卜，继续煮至成粥，加入香葱末、姜末和盐，略煮沸，加入胡椒粉即可。

玉米饭团

〔**材料**〕糯米、大米各100克，嫩玉米粒、豌豆、胡萝卜各适量。

〔**调料**〕盐。

● 做法

1 糯米、大米、嫩玉米粒洗净，放入电饭锅中加水煮熟，晾凉。

2 胡萝卜去皮，洗净切丁；豌豆洗净。

3 将豌豆、胡萝卜丁放入沸水中煮熟，捞出晾凉沥干后与晾凉的米饭混合；双手蘸满盐水并抓起米饭，利用双手手指与手掌间的弧度将米饭捏成圆形即可。

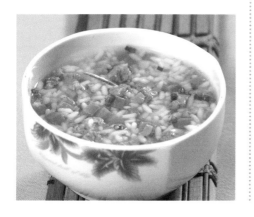

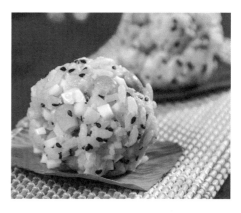

玉米

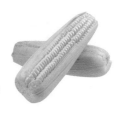

　　玉米的膳食纤维含量很高，为精米面的6～8倍，具有刺激胃肠蠕动、加速粪便排泄的作用。因此，常吃新鲜玉米能使大便通畅，防治便秘和痔疮，还能减少胃肠病的发生。玉米还有开胃、降脂的功效。玉米含有黄体酮、玉米黄质，尤其后者含量丰富，是抗眼睛老花的极佳食物。新鲜玉米中的营养更丰富，能抑制肿瘤细胞的生长，有辅助治疗癌症的作用。

相宜搭配

玉米＋小麦、黄豆＝提高对蛋白质的吸收

　　玉米、小麦、黄豆均含有丰富的植物蛋白，若三者同时食用，蛋白质的吸收利用率更高。

玉米＋鸽肉＝防治神经衰弱

　　玉米性平，富含谷氨酸，有健脑作用；鸽肉性平，易消化，也有补脑作用。两者同食，健脑效果更明显，可治神经衰弱。

玉米＋山药＝获得更多营养

　　山药中富含维生素C，玉米中所含的维生素E有较强的抗氧化作用，两者同食，可有效防止维生素C被氧化，可获得更多营养。

玉米＋鸡蛋＝防止胆固醇过高

　　鸡蛋中胆固醇的含量较高，而玉米中的油脂含有丰富的不饱和脂肪酸，是天然的胆固醇吸收抑制剂。两者同食，可防治由于胆固醇过高而引起的疾病。

玉米＋松仁＝祛病强身，防癌、抗癌

　　玉米和松仁都含有丰富的维生素A和维生素E，以及人体必需的脂肪酸。两者同食可以益寿养颜、祛病强身，还能预防心脏病、防癌、抗癌。

玉米＋草莓＝防治雀斑

选购宜忌

将玉米面反复揉搓，如手心粘满浅黄或深黄的粉末状物质，则说明此玉米面是优质的。将玉米面放在盛水的容器中，如果水变混浊，并呈浅黄或深黄色，则说明此玉米面中掺了颜料。

烹调宜忌

☑ **宜**：煮玉米粥、蒸窝窝头时，宜添加少量碱，使玉米中过多的烟酸释放出来，还能保存维生素B_1和维生素B_2。

食用宜忌

☑ **宜**：黄体酮、玉米黄质可以预防老年黄斑性病变的产生。新鲜玉米中的维生素A对防治老年常见的眼干燥症、气管炎、皮肤干燥等症及白内障等有一定的辅助治疗作用。

☒ **忌**：玉米发霉后能产生致癌物质，所以千万不要吃发霉的玉米。

贮藏心得

保存玉米棒需将外皮及毛须去除，洗净后擦干，用保鲜膜包起来放入冰箱中冷藏。玉米易受潮发霉，应置于阴凉干燥处。

推荐菜谱

玉米鸽肉汤

〔材料〕乳鸽1只、鲜玉米粒150克、红枣8颗。

〔调料〕姜片、盐、鸡精。

● 做法

1 乳鸽剖开，去内脏，洗净；红枣浸泡，洗净，去核；玉米粒洗净。

2 玉米粒、红枣、姜片与乳鸽放入锅内，加清水，大火煮沸，转小火炖45分钟至肉烂，加盐、鸡精调味。

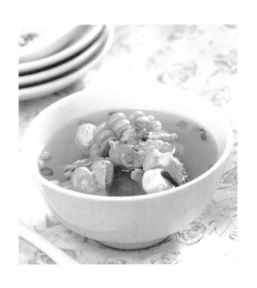

玉米芡实山药粥

〔材料〕玉米面粉100克，芡实粉、山药各50克。

〔调料〕冰糖。

🔘 做法

1 山药洗净，上笼蒸熟后，去皮，切成小丁。

2 玉米面粉、芡实粉用沸水搅匀，制成面糊。

3 锅中加入适量清水，以大火烧沸，慢慢倒入混合好的面糊，转小火，继续熬煮10分钟。

4 将山药丁放入锅中，与面糊混合，搅匀，同煮成粥，加入冰糖调味即可。

山药玉米浓汤

〔材料〕山药250克、玉米粒200克。

〔调料〕白糖、盐、味精、清汤。

🔘 做法

1 玉米粒洗净沥水，入热锅中干炒熟，入搅拌机中研成碎末；山药洗净去皮，切成丁。

2 锅置火上，倒入清汤大火煮沸，放入山药丁、玉米粉，待水再次煮沸改小火煮至山药熟，加盐、味精、白糖调味即可。

贴心提示

　　此汤可改善人体肠道功能，降低胃肠疾病的发病率，促进营养的消化吸收，还具有瘦身减肥的功效。

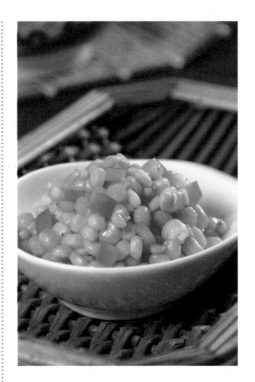

松仁玉米

〔材料〕玉米粒300克、松仁100克、青椒10克。

〔调料〕葱、盐、白糖、鸡精、植物油。

🔘 做法

1 青椒洗净，去蒂、去子，切丁；葱洗净，切末

2 将玉米粒放入沸水中煮4分钟至八成熟，捞出沥干水分。

3 中火将锅烧至温热，放入松仁干炒，不停地用锅铲翻炒，待其颜色略变金黄并出香味即可盛出，平铺在大盘中晾凉。

4 锅内放入植物油，中火烧热，先把葱末煸出香味，再依次放入玉米粒、青椒丁和松仁煸炒，然后调入盐和白糖，放入鸡精调味即可。

小米

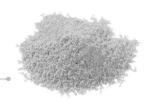

中医认为，小米有健脾、和胃、安眠等功效。小米含蛋白质、脂肪、铁和维生素等，消化吸收率高，是幼儿的营养食品。小米中富含人体必需的氨基酸，是体弱多病者的滋补保健佳品。

相宜搭配

小米＋鸡蛋＝提高人体对蛋白质的吸收率

小米富含B族维生素，可促进人体对蛋白质的吸收；鸡蛋中含有丰富的蛋白质。两者同食，能提高人体对蛋白质的吸收。

小米＋红糖＝补虚、补血

小米可健脾胃、补虚损，对于排除瘀血、补充失血有较好的作用。两者同食可以补虚、补血，对产妇尤好。

不宜搭配

小米＋杏仁＝呕吐、泄泻

小米能健脾、和胃，使人安眠，杏仁主治风寒肺病、生津止渴、润肺化痰、清热解毒，但小米和杏仁同食，会使人呕吐、泄泻，气滞者尤其忌用。

选购宜忌

①宜购买米粒大小、颜色均匀，呈乳白色、黄色或金黄色，有光泽，碎米少，无虫、无杂质的小米。②宜购买具有清香味的小米。严重变质的小米，手捻易成粉状或易碎，碎米多，且微有异味或有霉变气味、酸臭味、腐败味等不正常的气味。③宜购买尝起来味佳，微甜，无任何异味的小米。劣质小米尝起来无味，或微有苦味、涩味及其他不良滋味。

烹调宜忌

☑**宜：**小米煮粥营养十分丰富，有"代参汤"之美称。小米宜与动物性食品或豆类搭配，可以提供人体更为完善、全面的营养。

食用宜忌 🍴

☑ **宜：** 适宜于失眠、体虚、低热者食用；还适宜脾胃虚弱、食不消化、反胃呕吐、泄泻者食用。

贮藏心得 ❤

储存于低温干燥避光处。

推荐菜谱 🍚

小米蛋花奶粥

〔材料〕牛奶1000毫升、鸡蛋1个、小米25克。

〔调料〕白糖。

🔵 做法

1 把小米淘洗干净，放入锅中加适量清水，大火烧沸，小火煮至米松软烂，加入牛奶煮沸。

2 取一个碗，将鸡蛋打散，淋入奶粥中，加入白糖调味即可。

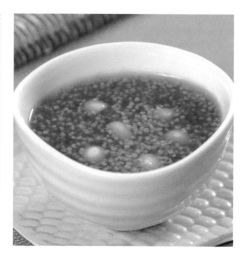

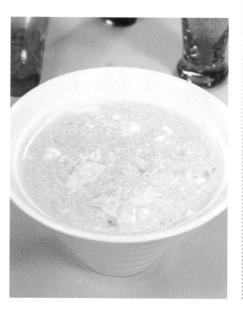

莲子小米粥

〔材料〕去心莲子20克、小米100克。

〔调料〕红糖。

🔵 做法

1 莲子、小米分别洗净；莲子用清水浸泡2个小时。

2 将1杯清水与小米放入碗中，再放入蒸锅中将小米蒸熟。

3 锅置火上，放入清水、莲子，大火煮沸后转小火煮1小时，加入蒸好的小米，继续煮30分钟，放入红糖调味即可。

136

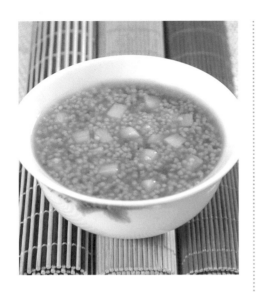

小米山药粥

〔材料〕山药45克、小米50克。

〔调料〕白糖。

🅐 做法

1 将山药洗净捣碎或切片；小米洗净。

2 将山药与小米一起煮成粥。

3 粥熟后加适量白糖调匀即可。

胡萝卜牛肉小米粥

〔材料〕小米60克，牛肉、胡萝卜各50克。

〔调料〕姜末、盐。

🅐 做法

1 小米洗净，浸泡2小时；牛肉洗净，切碎末；胡萝卜洗净，去皮，切成碎丁。

2 锅置火上，放入清水煮沸，放入小米、胡萝卜丁，大火煮沸后换小火煮至小米开花，加入牛肉末、姜末煮熟，最后调入盐即可。

小米红枣粥

〔材料〕小米100克、红枣30克。

🅐 做法

1 小米淘洗干净；红枣洗净，泡涨。

2 小米、红枣与适量清水同放锅内，置大火上煮开，再转小火，不停搅拌，煮至小米开花即可。

贴心提示

　　这款粥有提高人体免疫力，防治骨质疏松和贫血，软化血管，安心宁神等作用。由于此粥含糖量较高，不适合糖尿病患者食用。

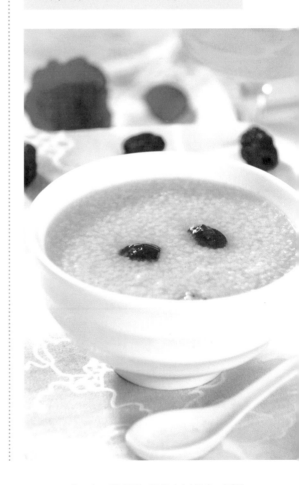

小麦

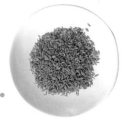

小麦可以说全身都是宝。磨面粉后剩余的麦麸（即麦皮）有缓和神经紧张的功效，能除烦、解热、润脏腑。小麦麸含有丰富的维生素B_1和蛋白质，有治疗脚气病、末梢神经炎的功效。小麦胚芽有丰富的维生素E和人体必需的不饱和脂肪酸，能加速伤口愈合，有效消除眼睑水肿。

相宜搭配

小麦＋莜麦＝提供全面营养

小麦含有钙、磷、铁及帮助消化的淀粉酶、麦芽糖酶等，还含有丰富的维生素E；莜麦则是蛋白质、脂肪含量较多的粮食，尤其是脂肪中的亚油酸含量较多，且易被人体吸收。若两者搭配所提供的营养会更全面。

小麦＋鹌鹑蛋＝治疗神经衰弱

小麦有养心安神、益心气的作用；鹌鹑蛋富含卵磷脂，是高级神经活动必不可少的营养物质。两者搭配可有效治疗神经衰弱。

小麦＋豌豆＝预防结肠癌

小麦和豌豆中的丁酸盐含量都很丰富，能直接抑制大肠细菌的繁殖，是癌细胞生长的强效抑制物。两者搭配可有效预防结肠癌。

选购宜忌

应选择干净、无霉变、无虫蛀、无发芽的优质小麦，小麦的子粒要饱满、圆润。

食用宜忌

☒忌：①小麦含有少量的氮化物，起类似镇静剂作用，慢性肝病患者不宜食用，否则引起患者嗜睡甚至昏迷。②小麦不要碾磨得太精细，否则谷粒表层所含的维生素、矿物质等营养素和膳食纤维会大量流失。③存放时间适当长些的面粉比新磨的面粉的品质好，民间有"麦吃陈，米吃新。"的说法。

推荐菜谱

糯米小麦粥

〔材料〕糯米150克、小麦170克。

〔调料〕白糖。

● 做法

1 糯米淘洗干净，放入清水中浸泡2小时；小麦淘洗干净，捞出沥干水分备用。

2 将糯米、小麦放入锅中，加入适量清水，先以大火煮沸再转小火继续熬煮。

3 待粥煮至米烂粥稠时，加入少许白糖搅匀即可。

水晶蔬菜饺

〔材料〕澄面500克，虾仁、豌豆、玉米粒各100克，香菇5朵，胡萝卜1根，鸡蛋1个。

〔调料〕盐、鸡精、胡椒粉、料酒、香油、干淀粉。

● 做法

1 将虾仁去沙线，洗净剁成泥，加鸡蛋、干淀粉、盐、料酒、胡椒粉、鸡精、香油搅拌均匀；将胡萝卜、香菇分别洗净，切成小碎丁，和豌豆、玉米粒一起放入虾肉馅中搅拌均匀。

2 澄面用热水烫成水晶皮，用水晶皮包入馅，制成饺子，入蒸锅大火蒸5分钟即可。

腌笋面

〔材料〕面条100克，腌笋干、猪肉馅各50克，豌豆35克。

〔调料〕葱末、蒜末、盐、酱油、料酒、米醋、香油、植物油。

● 做法

1 豌豆洗净；将腌笋干切成丁。

2 锅内倒油烧至七成热，依次下入猪肉馅、笋干丁、豌豆，放入葱末、蒜末、盐、酱油、米醋、料酒，翻炒均匀。

3 另起净锅，倒入清水煮沸，下面条，煮熟捞出，将步骤2中炒好的笋干肉末料浇在面条上，滴入香油。

三鲜烩面

〔材料〕面条300克，豌豆20克，虾仁、牛肉、海参各50克，香菇15克。

〔调料〕植物油、葱丝、姜末、水淀粉、酱油、盐、香油、料酒。

● 做法

1 香菇洗净、切片；豌豆洗净；海参洗净，放入沸水中氽一下，捞出，放入料酒拌匀；虾仁洗净，用水淀粉拌匀；牛肉洗净切片，放入酱油，腌渍10分钟。

2 锅置火上，加水，煮沸放入面条，煮熟捞出，分两份。

3 锅内加油烧热，入葱丝炒出香味，放入其他材料及盐、姜末，加清水，放入面条，煮沸，淋上香油。

黑米

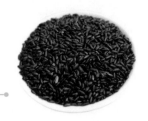

黑米中含十几种氨基酸及硒、铁、锌等多种矿物质，以及多种维生素，营养价值极高。常吃黑米，能开胃、健脾暖肝、明目活血。可以促进睡眠，能辅助治疗风湿性关节炎。黑米具有补脑、健肾、补血养气与乌发等功效，对头昏、贫血、眼疾、糖尿病、高血压、心血管疾病等都具有一定的食疗作用。另外，对于治疗胃溃疡效果尤佳。

选购宜忌

选购时要看清黑米的色泽和外观。好的黑米有光泽，米粒大小均匀，很少有碎米、爆腰（米粒上有裂纹）现象，无虫；用嘴品尝，优质黑米微甜。将黑米的外表层刮掉，如果里面不是白色，则很可能是染色黑米。

烹调宜忌

☑**宜：**只有用小火长时间熬才能熬出黑米的醇香和营养。黑米的米粒外有一层坚韧的种皮包裹，不容易煮烂，可事先浸泡一夜再煮，但泡米水不要倒掉，否则营养会随水流失。

食用宜忌

☑**宜：**产妇多吃黑米，可促进身体恢复。

推荐菜谱

杂粮蒸饭

〔材料〕大米150克，薏米、黑米、糙米各50克，红枣10克。

做法

1 将各种米洗净，大米入水浸泡30分钟；薏米、黑米、糙米入水浸泡2小时；红枣用温水泡软，去核，切碎。

2 将各种米入锅中，加入红枣碎拌匀，上锅蒸熟即可。

黑米仔鸭包

〔材料〕面粉500克，黑米面、芽菜各200克，去骨肉鸭400克。

〔调料〕盐、鸡精、胡椒粉、香油、水淀粉、姜末、葱末、植物油、泡打粉、发酵粉。

做法

1 肉鸭洗净，切粒备用；芽菜洗净，压干水分，切末备用。

2 锅内倒植物油烧至六成热时，加入姜末、葱末炒香，下鸭肉粒炒散，下芽菜末，炒至入味时放盐、鸡精、胡椒粉、香油，用水淀粉勾芡，盛出待冷，放入冰箱冷冻30分钟。

3 面粉、黑米面、泡打粉、发酵粉放入盆中和匀，加水揉匀成面团，盖上湿布稍饧片刻。

4 面团揉透搓条，下剂子，擀成皮。

5 取皮，包入鸭肉馅，捏成柳叶形，做成子鸭包生坯。

6 蒸锅置火上，放入子鸭包生坯蒸熟，装盘即可。

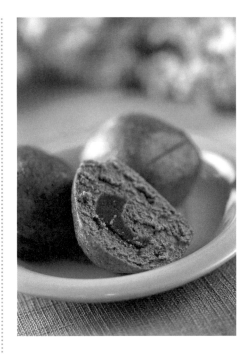

黑米莲蓉包

〔材料〕面粉、莲蓉馅各500克，黑米面200克。

〔调料〕泡打粉、发酵粉。

做法

1 面粉、黑米面、泡打粉、发酵粉放入盆中和匀，加清水揉成面团，饧1小时。

2 将饧好的面团搓成条，下剂子，用擀面杖擀成薄厚均匀的面皮。

3 取一张面皮，放入莲蓉馅，用另一张面皮盖住压在一起，用手拢成馒头状，上笼蒸熟即可。

贴心提示

此品能滋阴养心，补肾健脾，适合孕妇、老人、病后体虚者食用，健康人食之亦可增强防病能力。

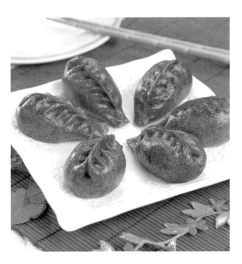

燕麦

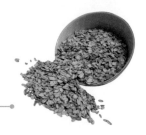

燕麦所含的不饱和脂肪酸、可溶性纤维和皂苷等，可以降低血液中胆固醇与甘油三酯的含量，既能调脂减肥，又可帮助降低血糖。燕麦所含的可溶性纤维能够进入血管并被血液吸收，对心血管系统有益，是预防动脉粥样硬化、高血压、冠心病的理想食品。燕麦所含的膳食纤维还有润肠通便的作用，可以帮助老年人预防肠燥便秘。

烹调宜忌

☑ **宜**：食用燕麦片的一个关键是避免长时间高温煮制，以防止维生素被破坏。燕麦片煮得时间越长，其营养损失就越大。

食用宜忌

☑ **忌**：燕麦虽然营养丰富，但一次不可吃得太多，否则可能造成胃痉挛或者腹部胀气，须适量进食。

贮藏心得

密封后存放在阴凉干燥处。

推荐菜谱

燕麦雪梨糯米粥

〔材料〕雪花梨1个、红枣5颗（去核）、枸杞子少许、燕麦30克、圆糯米50克。

〔调料〕蜂蜜。

🥢 做法

1 雪花梨洗净，去皮、核，切片；红枣、枸杞子分别洗净；圆糯米、燕麦洗净后，放入水中浸泡1小时。

2 锅置火上，放入清水、燕麦、圆糯米，大火煮沸后转小火，慢慢熬煮至黏稠。

3 在粥中放入红枣、枸杞子、梨片，再用小火熬煮15分钟。

4 把煮好的粥凉一凉，浇上适量蜂蜜即可。

薏米

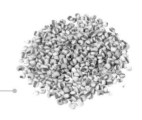

薏米有增强人体免疫力、抗菌抗癌、利尿、健脾、除痹、清热排脓的功效。薏米可入药，用来治疗水肿、脚气病、脾虚泄泻，也可用于肺痈、肠痈等病的治疗。

选购宜忌

选购薏米时，以粒大、饱满、色白、完整者为佳品。

烹调宜忌

☑宜：薏米煮粥前用清水浸泡半小时，然后小火慢煮。

食用宜忌

☑宜：薏米有比较显著的抗癌作用。特别适合癌症患者在放疗、化疗后食用。

贮藏心得

薏米夏季受潮极易生虫和发霉，故应贮藏于通风、干燥处。贮藏前要筛除薏米中的粉粒、碎屑，以防止生虫和生霉。少量薏米可密封于缸内或坛中。已发霉的可用清水洗净后再晒干，如发现虫害要及时用硫黄熏杀。

推荐菜谱

牛奶薏米果仁粥

〔材料〕核桃仁、松仁、葡萄干各适量，薏米50克，牛奶500毫升。

〔调料〕冰糖、蜂蜜、炼乳。

● 做法

1 葡萄干洗净；薏米洗净后用水浸泡2小时；核桃仁与松仁去皮后洗净。

2 锅置火上，放入清水、薏米，大火煮沸后转小火，熬煮40分钟后，加入牛奶与核桃仁、松仁、冰糖，继续煮10分钟，撒上葡萄干，浇上蜂蜜与炼乳即可。

蚕豆

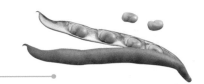

蚕豆味甘性平，含蛋白质、磷脂、胆碱等，有健脾、利湿、消水肿等功效，能解毒。蚕豆中含有大脑和神经组织的重要组成成分——磷脂，并含有丰富的胆碱，能增强记忆力，特别适合脑力工作者食用。蚕豆中的蛋白质可以延缓动脉硬化，蚕豆皮中的粗纤维可降低胆固醇。

相宜搭配

蚕豆＋白菜＝提高抵抗力

蚕豆＋枸杞子＝清肝去火

不宜搭配

蚕豆＋海螺＝腹胀

选购宜忌

质量好的蚕豆，应是角大子饱（无嫩荚、瘪荚），皮色浅绿，无虫眼、无杂质的。

烹调宜忌

☑**宜：**生蚕豆应多次浸泡或用水焯过后再进行烹制。老蚕豆适宜去除外荚炒着吃，或者放在米中煮豆饭吃。

食用宜忌

☑**宜：**①蚕豆味甘性平，有健脾利湿的功效，特别适合脾虚腹泻者食用。②蚕豆中含有调节大脑和神经组织的重要成分——钙、锌、锰、磷脂等，并含有丰富的胆石碱，有增强记忆力的健脑作用。③蚕豆中的钙，有利于骨骼对钙的吸收与钙化，能促进人体骨骼的生长发育。④蚕豆中的蛋白质含量丰富，且不含胆固醇，能有效预防心血管疾病。

☒**忌：**蚕豆不可生吃，也不可多吃，以免腹胀。少数人吃蚕豆后会发生急性溶血性贫血，也就是俗称的"蚕豆病"，应尽快送医院救治。

推荐菜谱

肉焖蚕豆瓣

〔**材料**〕猪肉150克、蚕豆瓣350克。

〔**调料**〕盐、料酒、植物油、胡椒粉、鲜汤、味精、水淀粉。

做法

1 蚕豆瓣洗净；猪肉洗净，切成片。

2 锅置火上，放入植物油，将肉片炒松散，放入蚕豆瓣同炒1分钟，加入鲜汤、胡椒粉、味精、料酒，加盖焖约5分钟，淋入水淀粉勾芡，加盐调味即可。

茴香蚕豆

〔**材料**〕蚕豆500克。

〔**调料**〕盐、茴香、桂皮、红椒块。

做法

1 将蚕豆放清水盆中泡4小时以上，见豆涨发，取出沥水。

2 锅中加入适量水，下入蚕豆，大火煮沸，不断搅动，沸煮15分钟左右，放入茴香、桂皮、红椒块和盐搅匀，改用小火焖煮1小时，煮至豆香入味为止。

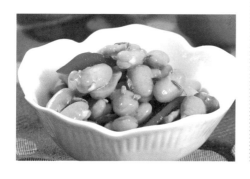

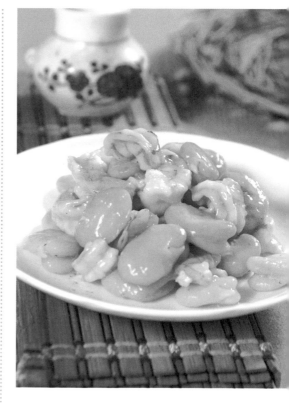

蚕豆炒虾仁

〔**材料**〕鲜蚕豆400克、虾仁100克、鸡蛋1个（取蛋清）。

〔**调料**〕盐、味精、料酒、淀粉、香油、姜片、植物油。

做法

1 蚕豆清洗干净；虾仁去沙线洗净，用盐、料酒、淀粉、蛋清上浆备用；锅中放水，下入蚕豆、虾仁汆熟，倒入漏勺，沥干水分备用。

2 锅内倒植物油烧热，下入姜片炝锅，再下入虾仁、蚕豆、盐，炒至入味，熟后加入味精调味，淋香油出锅即可。

黑豆

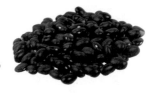

黑豆味甘性平，具有活血、祛风、解毒、乌发等功效。黑豆优质蛋白质含量丰富，含有人体不能自身合成的多种氨基酸；不饱和脂肪酸含量也很高，可增强细胞活力。黑豆所含的多种微量元素对人体的生长发育、新陈代谢、内分泌活性、神经结构、免疫功能等有重要的作用。黑豆因其富含抗氧化成分，如异黄酮、花青素等，能延缓老化；丰富的维生素E能除去体内的自由基，养颜美容。

相宜搭配

黑豆＋牛奶＝帮助人体更好地吸收牛奶中的维生素B$_{12}$

黑豆叶酸含量较丰富，牛奶中含有维生素B$_{12}$，两者同食，可以帮助人体更好地吸收牛奶中的维生素B$_{12}$。

黑豆＋柿子＝清热止咳

柿子可降血压，有清热除烦的作用，黑豆有清热解毒、生津润肺的功效，两者搭配食用，对身体益处多多。

选购宜忌

豆粒完整、大小均匀、颜色乌黑的才是品质好的黑豆。黑豆表面有天然的蜡质，会随着时间而逐渐脱落，因此表面有研磨般光泽的黑豆千万不要购买。

烹调宜忌

☑**宜：**用水清洗黑豆数次后捞起，将杂质去除，将水沥干后即可食用烹调。如果是要打成汁饮用，可以先将黑豆浸泡一夜，这样比较易于搅拌；如果是要烹煮，可先泡两小时。

食用宜忌

☑**宜：**适宜脾虚水肿、脚气水肿、脱发肾虚者食用。

☒**忌：**豆类的嘌呤含量较高，尿酸过高者不宜食用太多。

醋黑豆

〔**材料**〕黑豆250克。

〔**调料**〕米醋。

做法

1 将黑豆洗净晾干，放入瓶中，倒入米醋，密封瓶口。

2 将瓶子放在阴凉处浸泡约15日，待豆子吸满醋汁体积涨大时即可食用。每日取10粒左右嚼食。

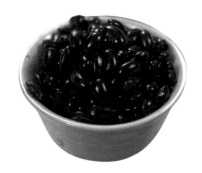

生地黄煲黑豆鸡

〔**材料**〕生地黄100克、黑豆50克、香菇30克、童子鸡1只。

〔**调料**〕盐。

做法

1 将生地黄加水煎2次，去渣，合并2次药液约500毫升。

2 将黑豆淘洗干净备用。

3 将童子鸡去毛，洗净，摘除内脏备用。

4 将黑豆、香菇填入鸡腹，入沙锅，加药液，大火煮沸后加盐，小火煨至鸡肉、黑豆烂熟即可。

黑豆牡蛎粥

〔**材料**〕黑豆120克、大米150克、牡蛎20个。

〔**调料**〕香葱花、盐、香油。

做法

1 黑豆洗净，用清水浸泡1夜；将牡蛎洗净；大米淘洗干净，用清水浸泡30分钟。

2 将黑豆与大米放入锅中，加入适量水煮成粥，加入牡蛎、盐煮熟，最后撒上香葱末，淋上香油即可。

黑豆莲藕鸡汤

〔**材料**〕母鸡1只、黑豆15克、莲藕500克、红枣12克。

〔**调料**〕盐、味精、白胡椒粉、葱段、姜片、料酒。

做法

1 将鸡洗净，去掉内脏，把鸡爪放入鸡腹中；莲藕去皮洗净，切成片；红枣去核，洗净；黑豆洗净备用。

2 将黑豆用大火干炒至皮裂开后放入清水里洗去浮皮。

3 将鸡放入沸水锅里加入料酒汆去腥味，再放入沸水锅里，把葱段、姜片、黑豆、红枣、藕片以及适量盐、味精、白胡椒粉放入锅里，用大火煮沸后改用小火炖90分钟左右即可。

绿豆

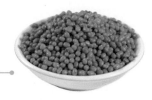

绿豆蛋白质的含量几乎是大米的3倍，多种维生素、钙、磷、铁等都比大米多，其赖氨酸含量更是大米和小米的1～3倍。因此，它不但具有良好的食用价值，还具有非常好的药用价值，素有"济世之食谷"的美称。

相宜搭配

绿豆＋燕麦＝控制血糖

绿豆中含淀粉较多，易在人体内转化为血糖，使血糖含量升高；燕麦有抑制血糖值上升的作用。若两者搭配，既可补充必要的营养，又可有效控制血糖含量，是糖尿病患者的理想食品。

不宜搭配

绿豆＋狗肉＝引起中毒

选购宜忌

正常的绿豆应为清绿色或黄绿色。辨别绿豆时，一是观其色，如是褐色，说明品质已经变了；二是观其形，如表面白点多或中空壳较多，说明已被虫蛀。

烹调宜忌

☑宜： 绿豆有降血脂、解毒之效，能降低胆固醇、养护肾脏。老少皆宜，四季均可食用。绿豆煮前浸泡，可缩短煮熟的时间。

☑忌： ①煮绿豆忌用铁锅，因为豆皮中所含的单宁遇铁后会发生化学反应，生成黑色的单宁铁，并使绿豆的汤汁变为黑色，影响绿豆汤的味道，也阻碍人体的消化吸收。②绿豆不宜煮得过烂，以免使有机酸和维生素遭到破坏，降低清热解毒的功效。③绿豆必须要煮熟，否则腥味强烈，食用后易恶心、呕吐。

食用宜忌 🍴

☑ **忌：**绿豆具有解毒的功效，但体质虚弱和正在吃中药的人尽量不吃或少吃。绿豆性凉，脾胃虚寒、肾气不足、腰痛的人也不宜多吃。

贮藏心得 ♥

将绿豆在日光下暴晒5个小时，然后趁热密封保存。

推荐菜谱 🍚

菊花绿豆粥

〔**材料**〕小米150克、绿豆50克、菊花15克。

〔**调料**〕白糖。

🔵 做法

1 将绿豆洗净泡软，放入锅中煮沸后放入洗净的小米，先用大火煮5分钟左右，再改小火煮约30分钟。

2 将菊花加入做法1的材料中，再继续煮约5分钟，加白糖调味即可。

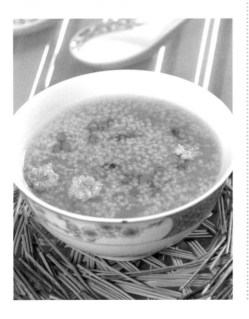

绿豆莲子粥

〔**材料**〕绿豆40克，莲子50克，干百合、大米各20克。

〔**调料**〕冰糖。

🔵 做法

1 绿豆、大米分别淘洗干净；莲子去心，洗净；干百合用清水浸泡备用。

2 锅置火上，放入适量清水煮沸，放入绿豆、莲子、大米，先以大火煮沸，再转小火熬煮，粥将煮好时，放入百合，用小火继续煮至黏稠，加入冰糖调味即可。

绿豆糕

〔**材料**〕绿豆粉、面粉各200克。

〔**调料**〕白糖、发酵粉。

🔵 做法

1 将绿豆粉同面粉、白糖、发酵粉用水和匀，发好。

2 把面团揉匀，做成糕状生坯。

3 把绿豆糕生坯置蒸笼内大火蒸15分钟即成。

黄豆

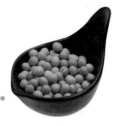

　　黄豆含有丰富的蛋白质，可以增强人体的免疫力。黄豆中还含有一种蛋白酶，可以抑制皮肤癌、膀胱癌，尤其对乳腺癌的抑制更为明显，其功效可达50%。经常食用黄豆或黄豆制品，可以预防动脉粥状硬化，促进血液循环。

相宜搭配

黄豆＋牛蹄筋＝防颈椎病、美容

　　牛蹄筋含有丰富的胶原，有利于颈部软骨、韧带的复原和生长；黄豆中含有植物雌激素，能帮助胶原的吸收。两者共用，可预防颈椎病，缓解不适，还有美容功效。

不宜搭配

黄豆＋酸奶＝影响人体对钙的消化吸收

　　酸奶中含有丰富的钙质，而黄豆所含的化学成分会影响人体对钙的消化吸收。

黄豆＋虾皮＝影响人体对钙的消化吸收

　　虾皮中钙的含量很高，黄豆富含维生素，混合食用会影响人体对钙的吸收。

选购宜忌

　　颗粒饱满、大小颜色一致、无杂色、无霉烂、无虫蛀、无僵豆、无破皮的是好黄豆。

烹调宜忌

　　☑**宜：**将黄豆炒熟，磨成粉后即可食用，可以加牛奶、蜂蜜冲泡。煮黄豆前，先把黄豆用水泡一会儿，这样容易熟，煮的时候放进去一些盐，这样比较容易入味。

食用宜忌

☑**宜：** 黄豆中的大豆纤维可以加快食物通过肠道的时间，适合减肥者食用。

☒**忌：** 黄豆不宜生吃。黄豆在消化过程中易产生气体，造成腹胀，所以有消化不良、慢性消化道疾病者应少吃。

贮藏心得

将黄豆晒干，用塑料袋装起来，放在阴凉干燥处保存。夏天时，为防止细菌繁殖而变质，浸泡时可放到冰箱里。

推荐菜谱

黄豆炒芥蓝

〔材料〕芥蓝200克、黄豆100克。

〔调料〕植物油、蒜末、盐、料酒、味精、香油。

● 做法

1 芥蓝洗净，切段，用沸水加少许盐焯烫，捞出，过凉水冷却，捞起沥水。

2 黄豆洗净，用温水泡发，煮熟。

3 炒锅内倒植物油烧至六成热，爆香蒜末，放入芥蓝段和黄豆翻炒，加盐、料酒，翻炒片刻，调入味精搅匀，淋上香油即可。

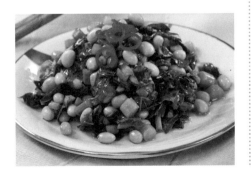

肉末黄豆雪里红

〔材料〕雪里红300克，猪瘦肉、黄豆各100克。

〔调料〕盐、鸡精、料酒、葱末、姜末、酱油、植物油。

● 做法

1 雪里红洗净切成末；猪瘦肉洗净切末；黄豆浸泡透洗净。

2 锅置火上倒入植物油烧至五成热，放葱末、姜末炒出香味，下入肉末、雪里红、黄豆、酱油、盐翻炒均匀，烹入料酒，大火煸炒至熟，加鸡精调味即可。

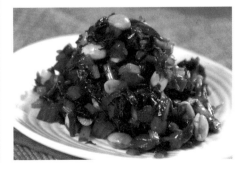

花生

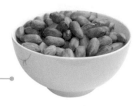

花生所含脂肪的绝大部分是不饱和脂肪酸，可以显著降低总胆固醇和有害胆固醇的含量，对心血管疾病有很好的预防作用。花生富含的叶酸、膳食纤维、精氨酸等，也能对心脏起到保护作用。

相宜搭配

花生＋红葡萄酒＝有益心脏

红葡萄酒中含有阿司匹林的成分，花生仁中含有益的化合物白梨醇，两者同吃能预防血栓形成，保证心血管通畅。

花生、毛豆＋啤酒＝增强记忆力和智力

三者同食，可以加强人体对卵磷脂的消化吸收，有增强记忆力和智力的作用。

花生＋牛奶＝有利于人体吸收蛋白质

花生中含有B族维生素，有利于人体对蛋白质的吸收；牛奶是高蛋白食物，与花生搭配，可提供优质蛋白质，并能促进人体吸收。

花生红衣＋红枣＝补血

花生红衣具有很好的补血、止血作用；红枣的养血效果也很明显。两者同煮，补血效果更强。

花生＋蒜＝健脑

花生富含维生素B_1，有利于葡萄糖发生转化，为大脑提供能量。花生与蒜搭配，会产生一种叫作"蒜胺"的物质，可以增强维生素B_1作用，有利于大脑吸收更多的营养。

烹调宜忌

宜：水炖是花生最佳的烹调方法，具有不温不火、容易消化的特点。

忌：高温油炸会破坏花生内的维生素，而且会使花生甘平的属性变为燥热，若过量进食，会出现上火的症状。

食用宜忌

☑ **宜**：花生与红枣用水煮，加入适量蜂蜜，适合面色苍白者食用。

☒ **忌**：花生中含有丰富的油脂，肠炎、痢疾、消化不良等脾弱者食用会加重腹泻，不利于疾病恢复。花生含有一种促凝血因子，跌打损伤者食用花生后，可能会使血淤不散，加重肿痛症状。

贮藏心得

花生含有高度不饱和脂肪酸，在室温下容易氧化变质，所以应保存在阴凉干燥处。

推荐菜谱

花生牛奶红枣粥

〔**材料**〕花生仁50克、红枣10颗、牛奶1袋、大米80克。

〔**调料**〕蜂蜜。

● 做法

1 花生仁去除红衣，洗净；红枣洗净；大米淘洗干净，浸泡半小时。

2 锅置火上，倒入4杯水煮开，放入大米，大火煮开后转小火，放入红枣、花生仁继续熬煮约30分钟。

3 待大米花生粥烂熟后，放入牛奶、蜂蜜调匀即可。

花生杏仁粥

〔**材料**〕大米200克、生花生仁50克、杏仁25克。

〔**调料**〕白糖20克。

● 做法

1 花生仁洗净，用清水浸泡回软；杏仁焯水烫透；大米淘洗干净，用清水浸泡片刻。

2 大米及浸米水一起放入锅中，加入适量水，用大火煮沸；转小火，下入花生仁，煮约45分钟。

3 再下入杏仁及白糖，搅拌均匀，煮15分钟，出锅即可。

莲子

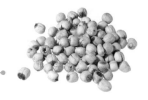

　　莲子富含蛋白质、脂肪、淀粉，具有养心、益肾、补脾等作用，可治疗多梦、遗精、淋浊、久痢、虚泻等症。

相宜搭配

莲子＋猪肚＝补益气血

　　猪肚营养丰富，具有补虚损、健脾胃的功效，莲子也有补脾益肾的作用。两者同食，对气血虚弱者很有好处。

选购宜忌

　　☑**宜：**挑选莲子以饱满圆润、粒大洁白、口咬脆裂、芳香味甜、无霉变虫蛀的为佳。

烹调宜忌

　　☑**宜：**莲子一定要先用热水略泡再烹调，否则硬硬的不好吃，还会延长烹调时间。火锅内加入莲子，有益均衡营养。

食用宜忌

　　☑**宜：**①心烦失眠、脾虚久泻、大便溏泄、久痢、腰疼、男子遗精、女性赤白带下者宜多食。②莲子能补五脏不足，通利十二经脉气血，使气血畅而不腐，莲子所含氧化黄心树宁碱对鼻咽癌有抑制作用，所以莲子有防癌抗癌的营养保健功能。③莲子所含非结晶形生物碱N-9有降血压作用，所以高血压患者可以适量食用。④莲子心所含生物碱具有显著的强心作用，莲心碱则有较强抗钙及抗心律不齐的作用，所以心血管疾病的患者不妨饮食中增加莲子的摄入量。

　　☒**忌：**中满痞胀、消化不良与大便干燥者不宜多食。

第四章

吃对了，
水果也是好医生

　　水果味道甜美、营养丰富，既能美颜，又有益健康，几乎人人都爱。但是吃水果也是有讲究的，如果不小心进入了水果的禁区不仅没有好处，反而有可能会给身体造成伤害，因此在吃水果之前，先要了解每种水果的脾气。

吃水果有学问，人人都是水果营养师

水果好吃，但得会吃，吃水果也是一门学问，如何吃得美味，吃得健康也是一门学问，只有了解这些才能让你远离水果误区，把好安全关、健康关。

水果不能代替蔬菜

有的人不愿吃蔬菜，尤其小孩子，以为水果和蔬菜一样，含有维生素、矿物质和纤维素，可以吃水果代替吃蔬菜。这是不对的，水果是绝对不可以替代蔬菜。

水果虽然可提供维生素C，但不是所有的水果都含有丰富的维生素C，只有橙子、橘子、柠檬、山楂、鲜枣、柚子和草莓等水果维生素C含量较多，而平时常吃的苹果、梨、香蕉、桃、西瓜中维生素C的含量却很低。水果中其他维生素如维生素B_1、维生素B_2及烟酸、胡萝卜素的量也大都低于绿色蔬菜，只与浅色蔬菜相似。其他矿物质如铁、钙含量也不如绿色蔬菜。

蔬菜中还有一些成分是水果中所没有的，如大蒜中的植物杀菌素对葡萄球菌、痢疾杆菌、大肠杆菌、伤寒杆菌、霉菌等致病菌都有较强的杀灭作用，再如芹菜中有芹菜素和烟酸，具有降低毛细血管通透性的作用；用鲜芹菜榨汁加白糖食用，对高血压有明显的防治作用等，这些均是水果所不及的。因此，蔬菜和水果各有特点，不能相互替代。

水果这样吃更健康

"早上的水果是金，中午到15点是银，15点到18点是铜，18点以后是铅。"早上起来吃水果可以尽快补充糖分，各种维生素也易被吸收。上午的水果有利消化通便，而且水果的酸甜可以让我们神清气爽，精力充沛。而睡前吃水果则不利消化，对肠胃虚弱的人来说更容易损害健康了。

对于是要饭前吃还是饭后吃，则要因人而异。

脾胃虚弱的人，最好饭后1小时吃，以免影响正常的摄入和消化吸收。

减肥者，在饭前1～2小时用水果"垫底"，可以更好地控制食量。

血糖偏高者，要选择含糖量相对较低、升高血糖速度较慢的水果，西瓜、苹果、梨、橘子、猕猴桃等含糖量较低，而香蕉、红枣、荔枝、菠萝、葡萄等含糖量较高。

但要注意有些水果是不能空腹吃的，也就说最好选择饭后吃，如香蕉、橘子、柿子、山楂、圣女果。

别浪费果皮营养

太阳是植物的能量之源，而直接接

触阳光的就是果皮。所以，在保证清洗干净的情况下，尽量多吃果皮吧！苹果对乳腺癌细胞、肝癌细胞和结肠癌细胞的生长具有显著的抑制作用，尤其是苹果皮的抗氧化物质及膳食纤维含量都高于苹果肉，抗氧化、抗癌和减肥等功效要强于苹果肉。

经临床试验证明，柳橙绿色果皮中的类黄酮素，具有强力的抗氧化效果，可增强免疫力，对于预防癌症也有帮助。用橘皮加冰糖泡水，有开胃、化痰的功效。

鲜榨果汁里的泡沫最营养

鲜榨果汁的最上面会出现一层厚厚的小泡沫，许多人会认为这种泡沫影响口感及美观，所以常常将其过滤掉再喝。殊不知，这层泡沫才是果汁中营养价值最高的部分。因为泡沫中含有很多的酶，不仅能够清理体内环境、抗炎抗菌、净化血液、增强免疫及细胞活性，从而增强人体抵抗疾病的能力，延缓人体衰老的速度，同时还能调节人体内环境平衡。因此，我们在喝鲜榨果汁时，最好连泡沫一起喝掉。

但是由于鲜榨果汁上面的泡沫非常敏感，时间稍长就会丧失活性，所以鲜榨果汁一定要现榨现喝，并且要尽快把泡沫喝掉，因为时间越短，能保留的活性就越强。而且泡沫中的酶对温度也很敏感，因此不建议大家将果汁加热再喝，如果实在受不了太凉的温度，可将果汁温一下，最好保持在56℃以下，这样就能让其营养停留在最佳状态。

熬夜的人适合吃哪些水果

经常熬夜最容易疲劳、精神不振，人体的免疫力也会跟着下降，如果长期熬夜的话，还会慢慢地出现失眠、健忘、易怒、焦虑不安等神经、精神症状。那么，在我们不得已需要熬夜时，应做好自我养护，尤其要特别注意饮食和营养的摄入，熬夜当天的晚餐可多选择蔬菜、水果等清淡的食物，这对熬夜时的精神状况有帮助。以下是几种能让人更有精神和精力，而且有益于健康的水果。

苹果：苹果含有极丰富的果胶，可以促进排泄，防止动脉硬化。由于熬夜的人很容易出现内分泌失调而便秘或者肥胖、皮肤变差等情况。而苹果中大量的维生素和苹果酸能使积存于体内的脂肪分解，有效防止体态肥胖，增加血色素，使皮肤恢复良好状态。

柠檬：可以说柠檬是水果美白的典范，经常熬夜的人脸上容易长斑和痘痘，柠檬酸能去斑、防止色素沉着，内服外涂都很有效。国外的美容专家称其为美容水果，常吃柠檬可帮助消化吸收，令皮肤光洁细腻。

橙子：几乎已经成为维生素C的代名词了，维生素C可以避免皮肤受到日光的侵害以及电脑的辐射等等，抑制色素颗粒的形成，使皮肤白皙润泽。对于熬夜的朋友来说，由于休息不够，很容易导致便秘，而橙子中特有的纤维素和果胶物质，还有利于清肠通便，排除体内有害物质，确保身体健康，增强免疫力。

苹果

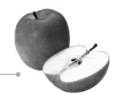

苹果的营养成分十分丰富。鲜苹果含水量为85%。苹果中含有丰富的碳水化合物、维生素和微量元素，尤以胡萝卜素的含量较高。苹果含有丰富的水溶性食物纤维——果胶。果胶有保护肠壁、活化肠内有用的细菌、调节胃肠功能的作用，还有吸收水分、消除便秘、稳定血糖、美肤、吸附胆汁和胆固醇的作用，能够有效地防止高脂血症、高血压、高血糖等症，清理肠道，预防大肠癌。另外，果胶能促进胃肠道中的铅、汞、锰的排出。不管是在接触铅之前还是在接触铅之后，食用苹果均能起到防止铅中毒的作用。苹果中的苹果酸和柠檬酸能够促进胃液分泌，助消化。苹果酸还可以稳定血糖，预防糖尿病，因此糖尿病患者宜吃酸味苹果。苹果中的钾含量丰富，钾能促进钠从肾脏排出，使细胞中钠的含量降低，从而降低血压。

相宜搭配

苹果＋银耳＝润肺止咳

苹果味酸、甘，性平，可以清肺、利咽、解毒；银耳味甘性平，具有滋阴生津、润肺解毒的功效。两者功能与性质相似，同食可润肺止咳。

苹果＋香蕉＝防止铅中毒

苹果和香蕉都是富含果胶的食物。果胶能促进胃肠道中的铅、汞、锰及铍的排放。两者搭配，能起到防止重金属中毒的作用。

苹果＋绿茶＝防癌、抗老化

不宜搭配

苹果＋海鲜＝腹痛、恶心、呕吐

海鲜与含有鞣酸的水果同吃，容易引起腹痛、恶心、呕吐等症状。

选购宜忌

①选购苹果时，应挑选个头适中、果皮光洁无损伤、颜色艳丽、软硬

适中、肉质细密、酸甜适度、气味芳香者。②用手掂，比较重量或者用手轻拍，听声音，分量较重或者声音清脆的水分较多。③新鲜苹果应该结实、松脆、色泽美观；新鲜的苹果表皮发黏，并且能看到一层白霜，这并不是因为打过蜡，而是一层天然的蜡性物质，能够保护苹果。④成熟苹果有一定的香味、质地紧密、易于储存；未成熟的苹果颜色不好，也没有香味，存放后表皮可能皱缩。⑤过熟的苹果在表面轻轻加压很易凹陷。苹果冷冻一段时间后能显示出内部损伤和碰撞伤痕。不规则的棕黄色或棕色伤斑不会严重影响苹果的食用质量。⑥从初春到夏季这段时间的苹果是贮藏过的，所以味道不是很新鲜。

食用宜忌

☑**宜：** 苹果有酸有甜。糖尿病人宜吃酸苹果；防治心血管病和肥胖症，应选甜苹果吃；治疗便秘时应选熟苹果吃；结肠炎引起的腹泻，宜吃擦成丝的生苹果；睡前吃苹果可以消除口腔内的细菌；治咳和治疗嗓子哑，宜喝生苹果榨成的汁；治疗贫血，无论生吃或熟吃均有益。苹果中的苹果酸和柠檬酸能够刺激胃液分泌，促进消化。苹果中的可溶性纤维可调节机体血糖水平，预防血糖骤升骤降。苹果中含有大量的槲皮苷和黄酮类抗氧化剂，可保护肺免受污染的空气和烟的影响。苹果有着天然的怡人香气，具有明显的消除压抑感的作用。

☒**忌：** 苹果中的维生素和果胶等有效成分多在皮和近皮部分，所以应该把苹果洗干净食用，尽量不要削去表皮。

贮藏心得

①苹果放在阴凉处可以保持7～10天，如果装入塑料袋放进冰箱里，能够保存更长时间。如果有剩余的苹果，可以做成蜜饯或果酱之类，再放入冰箱保存比较方便。②苹果散发出的乙烯有催熟作用，如果将未熟的猕猴桃或者梨放入装有苹果的塑料袋里，能够软化猕猴桃和梨。

苹果香蕉汁

〔材料〕苹果2个、香蕉1根、凉开水80毫升。

〔调料〕蜂蜜。

● 做法

1 苹果洗净后去皮、核，切块；香蕉去皮，切段。

2 将香蕉段和凉开水放入搅拌机中搅打成糊。

3 倒出香蕉糊后，清洗搅拌机，再将苹果块与香蕉糊一起放入搅拌机中搅拌20秒，倒出。

4 可根据个人喜好调入适量蜂蜜即可。

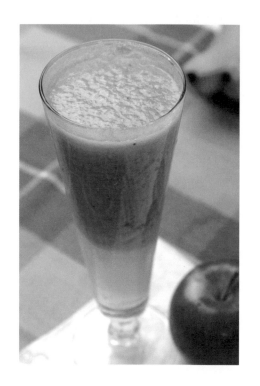

苹果银耳汤

〔材料〕干银耳15克、苹果1个、红枣6颗。

〔调料〕冰糖。

● 做法

1 干银耳泡发，去蒂及杂质后撕成小朵，加适量水放入蒸笼蒸30分钟后取出。

2 苹果洗净，去皮、核，切片；红枣洗净。

3 银耳、苹果、红枣放入锅中，大火煮沸，再用小火炖10分钟左右，加冰糖即可。

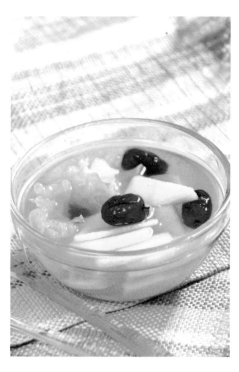

桃

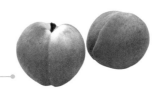

　　桃中除了含有多种维生素和果酸以及钙、磷等物质外，含铁量为苹果和梨的4～6倍，是缺铁性贫血患者的食疗佳果。桃子含钾多、含钠少，适宜水肿患者食用。桃子有活血去瘀、润燥滑肠的功效，能去痰，对于呼吸器官有镇静作用，可止咳平喘。桃仁有去血管栓塞的作用，所以可用于防治血管栓塞引起的半身不遂。临床上常用于闭经不通、月经痛、血压过高、慢性阑尾炎和跌打损伤引起的瘀血肿痛等症状。

相宜搭配

桃＋牛奶＝滋养皮肤

不宜搭配

桃＋甲鱼＝心痛

桃＋白酒＝昏厥

选购宜忌

　　挑选桃时要选择外皮颜色分布均匀，无碰伤的。不要挑选顶已经呈现红色，但果蒂处还是绿色的桃子。

食用宜忌

　　☑**宜：**①桃味甘酸、性热，有补心、解渴、消积、润肠的功效。所以适合低血糖、肺病、虚劳咳喘的患者作辅助食疗的水果。②桃还有补气养血、生津止渴、润肠通便的作用。③用于便秘、虚劳咳喘、贫血、高血压等病症辅助调养。

　　☑**忌：**夏天食桃，可养阴生津，润肠燥，但是过多食用会使人腹胀，因此胃肠功能不良者及老人、儿童均不宜多吃。桃含糖量高，糖尿病患者应慎食。

梨

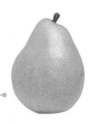

梨味甘性寒，有止咳化痰、清热降火、养血生津、润肺去燥、镇静安神、润五脏等功效。对高血压、心脏病、口渴便秘、头昏目眩、失眠多梦患者有良好的辅助食疗作用，同时对肝炎、肝硬化患者来说更是良好的保健食品。梨含有木质素，它是一种不可溶纤维，能在肠道中与胆固醇结合而使后者排出体外。梨含有硼可以预防妇女骨质疏松症，当硼充足时，记忆力、注意力、心智敏锐度也会提高。

相宜搭配

梨＋猪肺＝清热润肺、助消化

梨性微凉，可以清热解毒；猪肺性平，有补肺润燥的作用。两者同煮，可以清热润肺、助消化。

梨＋蜂蜜＝缓解咳嗽

梨可以生津清热止渴，因它性寒，可煮熟后食用；蜂蜜有润肠通便、润肺止咳、解毒等作用。若将煮熟的梨拌入蜂蜜同食，可有效缓解咳嗽。

梨＋胖大海、冬瓜子、蝉蜕、冰糖＝滋润咽喉、补充津液

梨汁加胖大海、冬瓜子、蝉蜕、冰糖煮食，能滋润喉头、补充津液，适合天气亢燥、火旺液亏、易生喉炎、咽嗌干涩、声音不扬者。

不宜搭配

梨＋螃蟹＝引起腹泻，损伤肠胃

生梨性冷，螃蟹也属于性寒之物。两者同食，易引起腹泻，损伤肠胃。

梨＋开水＝刺激肠胃，导致腹泻

梨性寒，有导泻的作用，与开水同食，易刺激肠胃，导致腹泻。

选购宜忌

选购以果粒完整、无虫害、无压伤、坚实为佳。选购时还要注意果实坚实但不可太硬，并避免买到皮皱或皮上有斑点的果实。

☑ **宜：**梨既可生食，也可熟食，捣烂饮汁或切片煮粥，煎汤服均可。梨除了鲜食外，还可以制成罐头、果酒等各类加工品。梨膏糖就是用梨加蜂蜜熬制成的。梨皮的润肺止咳作用最好，因此生吃梨的时候，可将皮洗净，带皮一起吃。

☑ **忌：**梨味甘性寒，有润肺止咳的作用，故最适合于肺燥及阴虚所致的干咳无痰或痰少不易咳出的患者。身体阳虚者、畏寒肢冷者、腹胃虚弱者、孕妇不宜多吃梨，或者最好不吃。

贮藏心得 💗

梨其实只要摆在室内阴凉角落处即可，不宜长时间冷藏。若要放入冰箱，可先装在纸袋中再放入冰箱，可储存2～3天。在放入冰箱之前注意不要清洗，否则容易变质腐烂。另外，不要和苹果、香蕉、木瓜、桃子等易腐烂的水果混放，它们容易产生乙烯，使梨加快氧化变质。

推荐菜谱

蜂蜜蒸梨

〔**材料**〕梨200克、蜂蜜30克。

〔**调料**〕白糖、红樱桃、绿樱桃。

🔵 做法

1 梨洗净，去皮、核，放入碗内。

2 碗中加入蜂蜜，上笼蒸熟，取出，用白糖调味，可将红樱桃、绿樱桃放在上面作装饰即可。

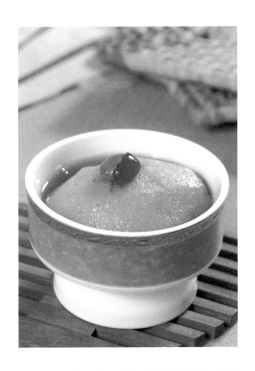

杏

杏营养丰富，含有多种有机成分和人体所必需的维生素及矿物质，是一种营养价值较高的水果。杏仁的营养更丰富，含蛋白质23%～27%、粗脂肪50%～60%、碳水化合物10%，还含有磷、铁、钾等矿物质及多种维生素，是滋补佳品。杏果有良好的医疗作用，主治风寒肺病、生津止渴、润肺化痰、清热解毒。未熟果实中含类黄酮较多。类黄酮有预防心脏病和减少心肌梗死的作用。因此，常食杏脯、杏干，对心脏病患者有一定好处。杏是B族维生素含量最为丰富的果品，而B族维生素又是极有效的抗癌物质，并且只对癌细胞有杀灭作用，对正常健康的细胞无任何毒害。杏仁含有丰富的维生素C和多酚类成分，这种成分不但能够降低人体内胆固醇的含量，还能显著降低心脏病和很多慢性病的发病率。杏仁富含维生素E，有美容功效，能促进皮肤微循环，使皮肤红润光泽。

相宜搭配

杏仁＋猪肺＝润肺

猪肺性平，极有补肺功效；杏仁性平、味甘、无毒，含有树脂、扁豆苷和杏仁油等。两者搭配，润肺效果更明显。

不宜搭配

杏仁＋板栗＝胃痛

杏仁和板栗一起食用后不易消化，会引起腹胀、腹痛。

杏仁＋猪肉＝腹痛

选购宜忌

不同品种的杏以果个大，色泽美，味甜汁多，纤维少，核小，有香味，无病虫害者为佳。同一品种则主要取决于成熟度，过生的果实酸味浓，甜味不足；过熟的果实肉质酥软，缺乏水分。一般皮色黄泛红，有本品种特色的为佳。

☑ **宜**：甜杏仁有润肺、止咳、滑肠之功效，适合干咳无痰、肺虚久咳及便秘等症；苦杏仁对于因伤风感冒引起的多痰、咳嗽气喘、大便燥结等症疗效显著。

☒ **忌**：①产妇、幼儿、病人（特别是糖尿病患者），不宜吃杏或杏制品。杏虽好吃但不可食之过多，因为其中苦杏仁苷的代谢产物会导致组织细胞窒息，严重者会抑制中枢神经，导致呼吸麻痹，甚至死亡。但是，加工成的杏脯、杏干，有害物质已经挥发或溶解掉，可以放心食用。平时在家里，可将杏制成杏汁饮料或浸泡水中数次后再吃，不但卫生还有益健康。②杏肉味酸、性热，有小毒。过食会伤及筋骨，诱发旧病，甚至会落眉脱发，影响视力。同时，由于鲜杏酸性较强，过食不仅容易激增胃里的酸液引起胃病，还易腐蚀牙齿诱发龋齿。

贮藏心得 ♥

杏使用密封容器储存，时间因成熟度而异，建议在来客前1小时从冰箱中取出，可以在常温下散发出原有的香味。

推荐菜谱

杏仁牛奶芝麻粥

〔材料〕核桃仁30克，黑芝麻、白芝麻、杏仁各20克，糯米50克，枸杞子少许，牛奶适量。

〔调料〕冰糖。

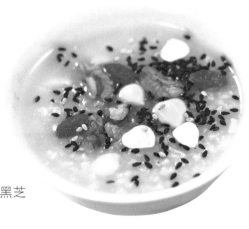

● 做法

1 糯米淘洗干净；枸杞子洗净；将黑芝麻、白芝麻炒至微香。

2 锅置火上，倒入适量水煮沸，倒入糯米、牛奶煮开，改小火熬煮，放入杏仁、核桃仁煮至八成熟，加入黑白芝麻、枸杞子、冰糖煮成粥即可。

草莓

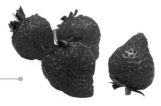

草莓清肺化痰、补虚补血、健胃降脂、润肠通便，能促进人体细胞的形成，维持牙齿、骨骼、血管、肌肉的正常功能和促进伤口愈合，能促使抗体的形成，增强人体抵抗力，并且还有解毒作用。草莓中含有抗癌的异蛋白物质，能阻止致癌物质亚硝胺的合成。

相宜搭配

草莓＋牛奶＝有利于人体吸收维生素B$_{12}$

草莓中的叶酸含量较高，牛奶含有维生素B$_{12}$，叶酸有利于人体对维生素B$_{12}$的吸收和利用。

选购宜忌

好的草莓外观鲜红、有光泽，闻时有浓郁香味。应该尽量挑选结实、手感较硬的草莓。

食用宜忌

☑**宜：**①草莓含有的维生素和矿物质具有良好的保健作用，尤其适宜老人和儿童食用。②草莓对冠心病、高血压、高脂血症、动脉硬化、便秘、肺结核、气虚、消化不良、暑热烦渴等病症有治疗作用。

推荐菜谱

草莓蜂蜜羹

〔材料〕草莓250克、鲜牛奶1杯、草莓冰激凌30克。

〔调料〕冰冻矿泉水、蜂蜜。

🥄做法

1 将草莓清洗干净，去蒂，切成小块。

2 将草莓块放入榨汁机榨成汁，放上草莓冰激凌，倒入鲜奶和适量冰冻矿泉水，搅拌均匀，倒入杯中，滴上几滴蜂蜜调好口味即可。

草莓奶昔

〔材料〕鲜牛奶100毫升，草莓10颗，草莓冰激凌、冰块各适量。

〔调料〕白砂糖。

做法

1 将草莓去蒂，洗净，对半剖开，与白砂糖一起放入榨汁机中高速搅拌40秒，倒出。

2 将鲜牛奶、草莓冰激凌、冰块一起放入搅拌机中搅拌均匀。

3 把调好的草莓奶昔倒入杯中即可。

贴心提示

　　制作奶昔时，草莓要现打现用，不要存放过长时间，一方面是为了食品安全，另一方面是为了不影响口感。

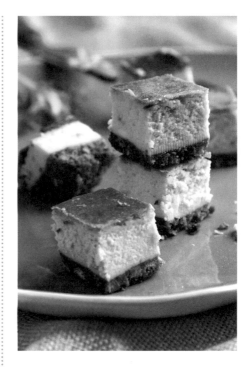

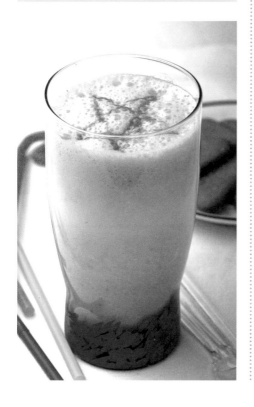

草莓奶酪条

〔材料〕奶油奶酪250克、淡奶油20毫升、消化饼干30克、黄油50克、细砂糖60克、鱼胶粉10克、草莓果酱适量。

做法

1 将消化饼干放入保鲜袋中，用擀面杖将其压碎，黄油融化后与饼干碎搅匀，把饼干碎铺平在模子中，压平，放入冰箱。

2 用电动打蛋器将奶油奶酪打成半液体状，在里面加入细砂糖、草莓果酱，继续搅打至草莓果酱、奶油奶酪混合均匀。

3 用电动打蛋器将淡奶油打成海绵状，加入奶油奶酪中，搅拌均匀；鱼胶粉用热水融化，加入其中，倒入方形模具中，放入冰箱冷藏1小时后食用即可。

香蕉

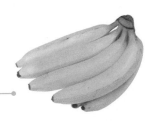

香蕉富含钾离子，有抵制钠离子升压损坏血管的作用，因此常吃香蕉可防治高血压。香蕉中含有多种营养物质，且不含胆固醇，食后既能供给人体各种营养素，又不易使人发胖。香蕉能刺激胃黏膜细胞生长繁殖，维持胃黏膜屏障的厚度，因此，在服药后适量吃些香蕉，可以起到保护胃的作用。香蕉所含的膳食纤维可刺激肠蠕动，使大便通畅，因此可防治习惯性便秘。

相宜搭配

香蕉＋牛奶＝提高人体对维生素B₁₂的吸收

牛奶含有一定量的维生素B_{12}，与香蕉同食，香蕉中的叶酸可提高人体对维生素B_{12}的吸收率。

香蕉＋燕麦＝提高血清素含量，改善睡眠

香蕉含有较多的维生素B_6，可帮助提高人体内的血清素含量；燕麦的谷皮也有助于提高人体内的血清素含量，可以改善睡眠状况。两者搭配，更有助于改善睡眠。

香蕉＋土豆＝有效预防结肠癌

香蕉和土豆中富含丁酸盐，它能直接抑制大肠细菌的繁殖，是癌细胞生长的强效抑制物质。若将两者搭配，可有效预防结肠癌。

香蕉＋苹果＝防止铅中毒

不宜搭配

香蕉＋芋头＝腹胀

选购宜忌

色泽鲜黄、表皮无斑点的香蕉内部还没有完全成熟，吃起来果肉硬且带涩味。果皮颜色黄黑泛红，稍带黑斑，表皮有皱纹的香蕉最佳。香蕉手捏后有软熟感的一定是甜的。

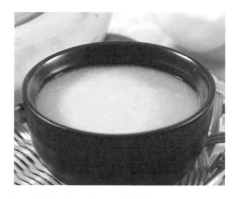

☒忌：不宜空腹吃香蕉。因香蕉中含较多的镁元素，空腹吃会使人体中的镁骤然升高而破坏血液中的镁钙平衡，对心血管产生抑制作用，不利身体健康。患有关节炎、肌肉疼痛、肾炎，特别是心力衰竭的患者，不要大量食用香蕉。

贮藏心得

用密封袋保存，不要放进冰箱中，否则容易变黑。最好用绳子串起来，挂在通风处，然后拣带黑斑较软的先吃。

推荐菜谱

奶汁香蕉

〔**材料**〕香蕉50克、牛奶100克、玉米面适量。

〔**调料**〕白糖。

● 做法

1 将香蕉去皮后用勺子研碎，加入牛奶、白糖，混合成香蕉糊；玉米面用适量清水调成糊状。

2 锅置火上，加适量清水煮沸后，倒入玉米糊，转中火一边煮一边搅。

3 至玉米糊黏稠后倒入备好的香蕉糊，再煮2分钟即可。

香蕉土豆泥

〔**材料**〕香蕉3根、土豆50克、草莓40克。

〔**调料**〕蜂蜜。

● 做法

1 香蕉去皮，用汤匙捣碎。

2 土豆去皮，洗净，入锅中蒸至熟软，取出压成泥状，放凉。

3 将香蕉泥与土豆泥混合，摆上草莓，淋上蜂蜜即可。

西瓜

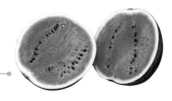

西瓜除含有大量水分外，还包含了人体所必需的各种营养，葡萄糖、果糖、蔗糖、维生素、蛋白质及各种果酸和钙、磷、铁等物质，具有消暑清热、除烦止渴、利尿消肿的功效，是治疗中暑、高血压、肾炎、尿路感染、口疮、醉酒等病的良药。西瓜还有助于预防高血压，降低胆固醇及防止心脏病。

不宜搭配

西瓜＋海虾＝呕吐、头晕、恶心、腹痛、腹泻

西瓜＋鱼肉＝降低人体对锌的吸收

西瓜中含有丰富的水溶性纤维，鱼肉中锌的含量高。两者同食，就会降低人体对锌的吸收。

西瓜＋冰激凌＝腹泻

西瓜＋油条＝呕吐

西瓜＋羊肉＝伤元气

中医认为，吃羊肉后进食西瓜容易伤元气。因为羊肉味甘性热，而西瓜性寒，属生冷之品，进食后不仅大大降低了羊肉的温补作用，且有碍脾胃。尤其是患有阳虚或脾虚的人，同食后极易引起脾胃功能失调，伤害元气。

选购宜忌

挑选西瓜时，先看瓜皮：瓜皮表面光滑、花纹清晰、纹路明显、底面发黄的是熟瓜；表面有茸毛、光泽暗淡、花斑和纹路不清的是生瓜。其次听声音：用手指弹瓜听到"嘭嘭"声的是熟瓜；听到"当当"声的，还没有熟，听到"噗噗"声的是过熟的瓜。还可以看瓜柄：瓜柄呈绿色是熟瓜；瓜柄黑褐色、茸毛脱落、弯曲发脆、蜷须尖端变黄枯萎的是不熟就摘的瓜；瓜柄已枯干是"死藤瓜"。最后看瓜体：两端匀称，脐部和瓜蒂凹陷较深、四周饱满的是好瓜；头大尾小或头尖尾粗的，是质量较差的瓜。

烹调宜忌 🍴

☑ **宜：**西瓜做菜的最佳部位是瓜皮。西瓜皮又名翠皮或青衣，削去表层老皮后可切成丝、片、块，采用烧、煮、炒、焖、拌等方法烹调。

食用宜忌 👨‍🍳

☑ **忌：**西瓜性寒凉，因此体质虚弱者、月经过多者、消化力弱的慢性胃炎者、年纪老迈者等，皆不宜多食。西瓜含有约5%的糖分，糖尿病患者吃西瓜过量，还会导致血糖升高、尿糖增多等后果，严重的还会中毒昏迷。如果一次吃25～50克西瓜，对糖尿病患者影响不大，所以糖尿病患者吃西瓜要适量。

贮藏心得 ♥

未切开时可低温保存5天左右，切开后用保鲜膜裹住，可低温保存3天左右。瓜皮切条晒干，以酱油腌渍，可代小菜佐餐。

推荐菜谱

清凉西瓜盅

〔材料〕西瓜、苹果各1个，菠萝50克，荔枝、雪梨各40克。

〔调料〕冰糖、盐。

🔵 做法

1 菠萝洗净切块，用盐水稍泡；荔枝去壳、核；苹果、雪梨洗净，去皮、核，切块；西瓜削去1/6的皮盖，取出瓜肉，切块；掏空的西瓜壳留做西瓜盅，将边刻成花状。

2 锅内倒水煮沸，放冰糖、菠萝块、苹果块、雪梨块、西瓜块、荔枝稍煮，晾凉后倒入西瓜盅中，入冰箱冷藏即可。

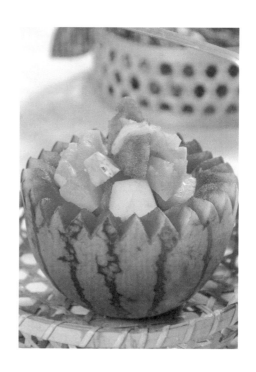

葡萄

葡萄被科学家称为"植物奶"，它营养丰富，所含糖分大多是容易吸收的葡萄糖。葡萄具有补血强气、健胃生津、利筋骨、利小便、滋肾益肝等功效。葡萄中的复合铁元素含量很多，贫血者、神经衰弱者和疲劳者应该多吃。

选购宜忌

宜选择果串完整、串头新鲜、果实饱满而有弹性的葡萄。购买时可以摘串底部的一颗尝尝，如果果粒甜美则整串都会很甜。

烹调宜忌

清洗葡萄一定要彻底，先把果粒都摘下来，用清水泡5分钟左右，再逐个清洗。

食用宜忌

☑**宜：** 体倦乏力、未老先衰、神经衰弱者适宜食用；贫血、肝病、高血压、肾炎、水肿、风湿性关节炎、骨节疼痛、肺虚咳嗽及癌症患者适宜食用；孕妇、儿童适宜食用。

☑**忌：** 糖尿病患者、肥胖者、肠胃不好者应少吃。

贮藏心得

葡萄的保留时间很短，最好购买后尽快吃完。剩下的可用保鲜袋密封好，放入冰箱，这样能保存4～5天。

橘子

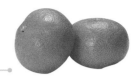

橘子味甘、酸，性平，具有生津、止渴、润肺等功效，可用于肺热咳嗽、胃肠燥热、腹部不适、小便不利等病症的治疗。橘子特别适于老年人和心血管病患者食用，有助于缓解动脉粥样硬化。

相宜搭配

橘子＋玉米＝有利于人体吸收维生素

橘子和玉米同食，有利于人体对维生素的吸收。

不宜搭配

橘子＋萝卜＝引发甲状腺肿大

萝卜在人体内能产生硫氰酸，橘子中的类黄酮物质在人体内也能转化成羟苯甲酸和阿魏酸，它们相互作用会对甲状腺功能产生负面影响，从而引发甲状腺肿大。因此，食用萝卜后，不宜马上吃橘子。

橘子＋兔肉＝易引起腹泻，损害肠胃

橘子营养丰富，性温甘酸，兔肉则属性寒酸冷之物，两者同食，易引起腹泻，损害肠胃。

橘子＋牛奶＝影响蛋白质的消化吸收

橘子中含有果酸，易与牛奶中的蛋白质形成沉淀，影响人体对蛋白质的消化吸收。

食用宜忌

☑**宜：**橘子对治疗急慢性支气管炎、气喘有良好的效果。

☒**忌：**①橘子不可一次吃得过多，患有口疮、食欲不振、大便秘结的人食之会加重病情。②大多数人以为橘子是化痰良药，其实咳嗽多痰者不宜多食橘子。

橙子

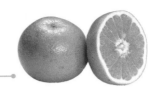

橙子可降低毛细血管脆性，防止微血管出血。对人体新陈代谢有明显的调节和抑制作用，可增强机体免疫力，具有疏肝理气、促进乳汁通行的作用，是治疗乳汁不通、乳房红肿胀痛的佳品。橙子果肉能解除鱼、蟹中毒，对酒醉不醒者有良好的醒酒作用。橙皮具有抑制胃肠道（及子宫）平滑肌运动的作用，从而能止痛、止呕、止泻等；促进肠道蠕动，加速食物通过消化道；宽胸降气、止咳化痰，对慢性气管炎有奇效，且无中枢抑制现象。

不宜搭配

橙子＋牛奶＝影响消化

橙子和牛奶不要在1个小时内一起食用，因为牛奶中含有的蛋白质遇到果酸会凝固，影响吸收。

选购宜忌

☑**宜：** 挑选色泽金黄、果皮光滑、没有斑点的果实，果实要饱满有弹性，用手掂量感觉沉甸甸的。

☒**忌：** 果蒂干瘪的，说明已经不新鲜了。

烹调宜忌

☒**忌：** 橙子表皮可能有各种残留物，要清洗后再食用。

食用宜忌

☑**宜：** 饮酒过多、宿醉者，恶心欲吐者，甲状腺瘤患者宜食。

☒**忌：** 脾胃虚弱、腹泻者少食，以免引起肠胃不适。

贮藏心得

要放在通风阴凉处，每个果实要分开，以免生热霉坏。

第五章

三餐离不开调味，
用好调料为健康加分

中餐菜肴深受欢迎的主要原因之一是调味品丰富。所谓调味品也叫调料或作料，具有除腥、去膻、解油腻、提味、增色、改善风味等作用。只有正确使用调味品，才能使调味品更好地起到调味作用，

五味调和百味香，油盐酱醋就要这样吃

任何一款菜肴，即使刀工精细，火候掌握得再好，如果不用调料进行调味，也是很难满足人们的需要的。但是调料用不对也伤身，所以一定要把好调料的关。

调味四宝投放有讲究

葱、姜、蒜、花椒因其独特的魅力被我们评为"调味四宝"，一般使用这些调味品只是凭着自己的爱好，或者老一辈的经验来使用。其实，这四种调味品的使用及投放很有讲究。

一般这四宝多与肉食类搭配一起使用，而且不同的肉食种类搭配的调料也不同，烧制牛肉、羊肉等肉食时要多放花椒，花椒可以暖身，还能解毒；而禽肉类（鸡鸭鱼）应该多放蒜，它可以让肉更鲜更香，同时还能防止我们拉肚子；做鱼类时最好多放姜，因为鱼性寒，有腥味，姜既能去腥又能缓和鱼的寒性，还能帮助我们消化；吃贝类食物时有些人会产生过敏性咳嗽、腹痛等症状，在做这些食物时就要多放些葱，葱不仅缓解了贝类的寒性，还能帮我们避免过敏反应。

除了根据食物原料的性质来决定四宝的投放外，不同的烹饪方法，对葱、姜、蒜的切功要求也不同，如果是"红烧"，应将葱切成段，姜、蒜切成片；如果是"干烧"，应将葱、姜、蒜切末；如果是清蒸，应将葱、姜、蒜切丝，蒸熟后捡起上述材料，只取其味道；如果是"炒制"，应该将其切成片或丝，先放入油中爆香，再将食材放入锅中。

用盐调味要分早晚

烹制爽脆蔬菜时，要想使成品爽脆，可以先行用盐调味，比如"清炒荷兰豆"、"爽脆菜丝"等，可以在食材入锅前，就用盐拌匀，随即大火爆炒，迅速出锅；也可以在蔬菜下锅后，及时放盐，快速翻炒熟即出锅。若是放盐过晚，菜品还来不及入味，蔬菜中的水分就会受热膨胀，胀破细胞壁，蔬菜容易软烂。新鲜、脆嫩的植物，除特别需求外，无须额外调味，仅盐即可。反之，想要食材软烂，就要待菜品成熟至九分熟时，再用盐调味，比如"焖扁豆"、"焖炒蒜苗"等。制作汤品时，盐要在汤品出锅前放入，能起到提鲜、增香的作用。

酱油调味要讲究时间

酱油中的咸味来自盐，鲜味来自曲料分泌的蛋白酶，甜味来自淀粉，而酸味来自葡萄糖经乳酸菌发酵生成的乳酸、醋酸和琥珀酸等有机酸。酱油经过加热，会生成芳香气，但是这种香气会很快挥发。如果酱油加热时间过长，包括鲜味较浓的谷氨酸钠在内的氨基酸和其他鲜味物质会大量流失；而由淀粉生成的糖分，会遇高温而焦化，生成苦味，其有机酸会与酱油中微量的酒精发生反应，在产生芳香气味后，很快挥发。因此，炖制的菜品，酱油要在菜品达到七成熟时添加，这时放酱油，既能起到调味的作用，又能保持酱油的营养价值及鲜美滋味。

不同的烹调方式宜选择不同的油

1.制作冷菜应选用橄榄油、植物油、椰子油或淡奶油等。

2.烤制点心时一般使用动物油，比如黄油、奶油等。

3.需要有独特味道的菜品可以用月桂油、丁香油、芥子油、玫瑰油等，此类油品是增香味、除异味的最佳用油，腌渍浇淋均可。

4.蒸制面食时，在发面团里揉进一小块黄油，能使面食蓬松柔软、香甜、有弹性。

醋和柠檬汁的调味妙用

醋和柠檬汁除了去腥膻、增香气外，用醋调味，还有保健功效。而柠檬汁不仅冷热菜品均可，且适用于各类口味菜肴的制作，如咸鲜味、香辣味、酸甜味等菜肴。

1.醋能使含有黄酮类色素的植物变得洁白。如豆芽菜、土豆等一类蔬菜，因含有黄酮类色素，在自然条件下，会由白色变为浅黄色，将这些蔬菜泡入较硬的水质中，虽然一时减少褐变的发生，但烹炒时在碱性的作用下，还会发生变黄的现象。在食材入锅后加入少量醋（白醋），翻炒后可使黄色消失，菜品变白。

2.醋能增强富含果胶物质食材的口感。如豆芽菜、土豆等蔬菜均含有果胶，果胶在酸性溶液中，易形成凝胶。凝胶具有一定的黏性，可使细胞相互粘连，整个组织变硬，从而锁住水分不向外流失。菜肴成品就会显得爽脆。

3.先加醋去异味，后放醋显风味。在炝锅时就把醋放进去，起增香、去异味的作用，并能保持菜品质地脆嫩、清爽利口。以醋做主味，突出醋香风味的菜，就要后放醋，如酸辣汤。

4.烹制食物过于辣或油腻时，适当加些醋或柠檬汁能减辣增香。纯甜味的菜点少量添加柠檬汁，能起到解腻、增香的作用。炖肉时适当以醋或柠檬汁调味，能使肉类熟得快一些。

5.烹调菜品调味时可以先加醋或柠檬汁，能使维生素C、B族维生素的化学结构稳定。

葱

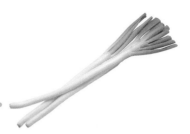

大葱味辛性温。它辣味浓，可作为日常膳食的调料，以调和各种菜肴，故古代称之为"和事草"。大葱有散寒发汗、祛痰健胃的功效。大葱可兴奋神经系统，促进血液循环，发汗，增强消化液分泌，增进食欲；促进胎儿组织器官的发育；杀菌抑菌，尤其是对痢疾杆菌、皮肤真菌抑制力最强；可抑制亚硝酸盐的生成，防止癌症的发生。

相宜搭配

葱＋猪肉＝增强体力、预防阿尔茨海默病

猪肉里富含维生素B_1，而葱所含的蒜素及维生素B_1能促进碳水化合物的分解吸收，进而达到恢复体力、活化大脑的功效。

葱＋牛肉＝预防风寒感冒

葱＋兔肉＝排毒养颜

葱和兔肉配伍食用，有排毒养颜的功效，且易于吸收。

葱＋毛豆＝改善睡眠

毛豆中富含丰富的维生素B_1，葱有促进人体吸收维生素B_1的作用，具有安神及调节睡眠的功效。

不宜搭配

葱＋鸡蛋＝不利于人体对蛋白质的吸收

葱＋豆腐＝形成草酸钙结石

葱与豆腐相克易形成草酸钙，造成人体对钙的吸收困难，导致人体内钙质的缺乏。

葱＋蜂蜜＝腹胀、腹泻

选购宜忌

☑**宜：**葱宜选择葱白鲜嫩、葱绿鲜翠、无腐烂枯黄的。

☒**忌：**葱蒂干瘪的，说明已经不新鲜了。

食用宜忌 🍴

☑**宜：** 大葱适宜伤风感冒、发热无汗、头痛鼻塞、咳嗽痰多者，或感受寒邪引起的腹痛腹泻者，或胃寒食欲不振者，或孕妇，或头皮多屑而痒者食用。

☒**忌：** 表虚多汗、腋臭、眼病、胃肠道溃疡者忌食。

贮藏心得 💚

用报纸将葱包裹好，放置在冷藏室内保存；或洗净后切成葱花状，以保鲜盒密封冷藏，可保存7天左右。

推荐菜谱

京酱肉丝

〔**材料**〕猪瘦肉250克、葱白丝30克、鸡蛋1个。

〔**调料**〕姜片、甜面酱、盐、料酒、白糖、淀粉、味精、植物油。

🔴 做法

1 将猪肉切丝，放碗内，加料酒、盐、鸡蛋、淀粉抓匀上浆。将葱白丝放在盘中垫底，姜片略拍，取少量葱丝加少量清水，泡成葱姜水。

2 炒锅倒油烧热，炒散肉丝，至八成熟时盛出、沥油。原锅烧热放少许油，加甜面酱略炒，放葱姜水、料酒、味精、白糖，不停翻炒，待白糖全部融化，且酱汁开始变黏时，放肉丝，继续翻炒，使甜面酱均匀裹在肉丝上，将肉丝放在盛有葱丝的盘中，食用时拌匀即可。

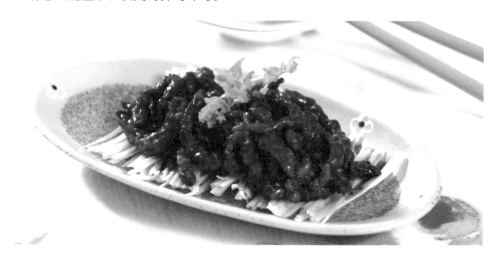

姜

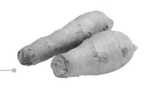

　　鲜生姜味辛性温，有发汗散寒、解鱼蟹毒的功效；干姜味辛性热，有温中散寒、止呕的功效；姜温经止血；姜皮利尿消肿。姜可促进血液循环，加快出汗；刺激胃液分泌，促进消化，增进食欲；防止胆结石；抗衰老。嫩姜可腌渍酱菜，老姜多用作日常调料。老姜品质好，姜辣素含量高，故有"姜还是老的辣"之说。姜有较高的药用价值，有"呕家之圣药"的美誉，俗话说"冬吃萝卜夏吃姜，不劳医生开药方"。

相宜搭配

姜＋醋＝减缓恶心、呕吐症状

　　姜有止吐功效，醋能帮助消化吸收、提高食欲。两者搭配食用，能减缓恶心症状，并且帮助消化。

姜＋皮蛋＝延缓老化

　　皮蛋中富含维生素E，有抗老化的功效，而姜中的抗氧化酶有更强的抗衰老作用。两者同食，效果加倍。

姜＋红糖＝发汗祛寒

　　红糖生姜汤热服，可发汗祛寒，用于感受寒邪所致的风寒感冒。

姜＋蟹＝杀菌、解毒

　　螃蟹属于寒性，与姜末食用，可达到祛寒杀菌的作用。

不宜搭配

姜＋酒＝损伤脾胃

　　姜性热，酒性辛温，两者同食过于辛热，损伤脾胃。

选购宜忌

　　姜要选择大而厚、皮带光泽、没有腐烂的为最佳。

食用宜忌

　　☑**宜**：伤风感冒引起的头痛、全身酸痛、咳嗽吐白色黏痰、胃寒疼痛及寒性呕吐者；鱼、蟹、野禽等中毒引起的腹痛吐泻者；女性产后受寒或瘀血腹痛者；晕车、晕船者；女性经期受寒及寒性痛经者；慢性胆囊炎、胆结石者宜食用。

☒**忌：**阴虚内热、内火偏盛者；患有目疾、痈疮及痔疮者；肝炎患者；多汗者；糖尿病及干燥综合征患者忌食。

贮藏心得 ♥

姜贮藏时最好放置于干燥、少光的地方，或将其放置于湿润的、盛有黄沙的容器中，可以保存时间更长。

推荐菜谱

桂花酿子姜

〔材料〕新鲜嫩姜500克。

〔调料〕盐、酱油、白糖、桂花、白酒。

● 做法

1 把姜洗净，刮去外皮，在盐水中浸泡1～2天后捞起，沥干水分。

2 锅中放入适量清水，加入酱油、白糖、桂花、白酒，大火煮沸后关火，晾凉。

3 将姜切成细丝，在阴凉通风处晾干后，投入调好的酱汁中，注入酱缸内保存。

4 将酱缸静置于阴凉通风处，封好缸口，10～15天后即可食用。

贴心提示

本品可增进食欲，增加饭量。

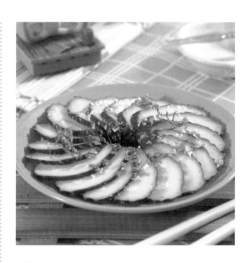

姜汁黄瓜

〔材料〕黄瓜200克。

〔调料〕姜、盐、香菜、香油。

● 做法

1 将姜洗净，捣碎，加适量清水，沥出姜汁；香菜洗净，切末；黄瓜洗净，切成片。

2 将姜汁淋在黄瓜片上，加入香油、盐搅拌均匀，最后撒上香菜末即可。

蒜

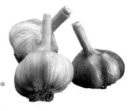

蒜辛辣，有强烈刺激性气味，是人们常用的调料之一，与洋葱、生姜、辣椒共称"四辣"。蒜含有大量对人体有益的活性成分，可防病健身，被人们誉为"天然抗生素"。大蒜性温、味辛，有健胃散寒、杀菌、促进食欲之功，可调节血脂、血压、血糖，可预防心脏病，抗肿瘤，保护肝脏，增强生殖功能，保护胃黏膜，抗衰老，防止铅中毒。

相宜搭配

蒜＋生菜＝清热解毒

大蒜有很强的杀菌能力，生菜中含有丰富的维生素，同食有清热解毒的功效。

蒜＋黄瓜＝促进脂肪和胆固醇的代谢

蒜宜与黄瓜同食有清热解毒、杀菌的功效，还可有效促进脂肪和胆固醇代谢。

蒜＋洋葱＝防癌抗癌

蒜＋猪肉＝促进脑发育

猪肉中含有丰富的维生素B_1，与蒜搭配食用，可以增强维生素B_1的吸收，促进脑发育。

不宜搭配

蒜＋蜂蜜＝导致便秘

蒜＋羊肉＝导致体内燥热

蒜和羊肉搭配食用，会使体内产生燥热，因为它们均属于温热食材，所以夏季最好忌食。

蒜＋芒果＝导致肠胃不适

选购宜忌

蒜要选购蒜头大、蒜瓣大且均匀，味道浓厚且汁液黏稠者为好。

蒜素遇热易分解，会降低杀菌功效，因此以生吃为佳。

食用宜忌 👨‍🍳

☑**宜：**蒜适宜糖尿病患者，或经常接触铅或有铅中毒倾向者，或肺结核患者，或钩虫、蛲虫患者，或百日咳患儿，或痢疾、肠炎、伤寒患者，或胃酸减少及胃酸缺乏者食用。

☑**忌：**胃肠道疾病，如胃炎、胃溃疡患者忌食；肝病患者不宜多食；阴虚火旺者，常见面红、午后低热、口干便秘、烦热者忌食；目疾、口齿喉舌疾者勿食。

贮藏心得 ♥

常温下，将蒜放网袋中，悬挂于通风处。

推荐菜谱 🥣

爽口腊八蒜

〔**材料**〕蒜400克。

〔**调料**〕醋、盐。

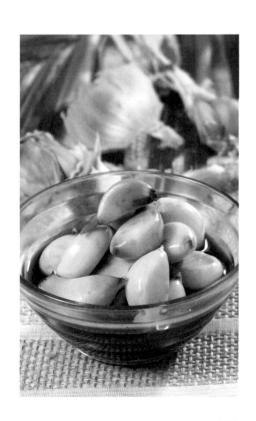

🔵 做法

1 将蒜去皮，用水清洗干净，晾干。

2 置盆中，在盆中加入少许的盐，拌匀，置放于阴凉处，腌渍1小时。

3 倒入适量的醋拌匀，一起放入罐中，密封放置20天左右，至蒜瓣变成绿色时即可。

贴心提示

本品酸甜可口，有蒜香而又不辣，有解腻去腥、助消化的作用，经常食用还可以预防流感。

蒜蓉排骨

〔**材料**〕排骨500克。

〔**调料**〕植物油、蒜头、盐、白糖、酱油、淀粉。

● 做法

1 排骨洗净，切块；蒜头切成蒜蓉。

2 蒜蓉、盐、白糖、植物油、淀粉、酱油搅匀调成味汁，放入排骨块腌渍约30分钟。

3 锅中植物油烧热，倒入腌好的排骨入锅，爆炒约1分钟。

4 放少量清水，盖上盖子，焖约6分钟，加入少量酱油，排骨烧至金黄色，出锅后撒上蒜蓉即可。

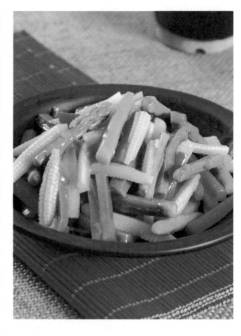

清炒蒜蓉四蔬

〔**材料**〕珍珠笋(玉米笋)150克，胡萝卜、仙人掌、鲜芦笋各100克。

〔**调料**〕蒜蓉、姜丝、盐、味精、高汤、水淀粉、植物油。

● 做法

1 将仙人掌、芦笋、胡萝卜洗净，去皮，切成条，分别用沸水焯片刻。

2 炒锅放油，烧至七成热，放姜丝炝锅，出味后，将四蔬放入锅中翻炒几分钟，加入适量高汤、盐、味精，用水淀粉勾芡，起锅前放蒜蓉翻炒均匀即可。

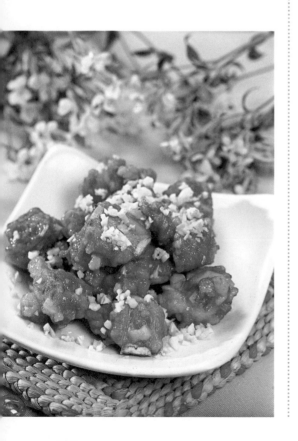

贴心提示

仙人掌有清热解毒、健胃补脾、清咽润肺、养颜护肤等诸多作用，还对肝癌、糖尿病、支气管炎等患者有明显治疗作用。

花椒

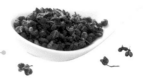

花椒味道麻辣微涩，芳香浓烈，炒熟后香味更佳，是极为常用的调味品，可去腥味、去异味、增香味。花椒的果皮椒红、种子椒目皆可入药。花椒有温中散寒、温胃止痛、解鱼腥毒的功效。花椒可抑制多种病菌，如白喉杆菌、绿脓杆菌、大肠杆菌等，还可驱除蛔虫。

相宜搭配

花椒＋豆腐＝解毒健胃

花椒＋猪肉＝补充铁质

不宜搭配

花椒＋羊肉＝便秘

食用宜忌

☑宜：花椒适宜胃寒冷痛、食欲不振、呕吐清水、肠鸣便溏者，或哺乳期断奶妇女，风湿性关节炎、蛔虫病、肾阳不足、小便频数者食用。

☒忌：花椒性热，阴虚火旺者或孕妇忌食。

推荐菜谱

腐竹鲜蘑

〔材料〕腐竹150克、鲜蘑菇100克、黄瓜1根。

〔调料〕植物油、盐、味精、花椒粒。

做法

1 把腐竹切成2厘米长段；鲜蘑菇去蒂、洗净，切成片；黄瓜洗净，切小片。

2 把腐竹、鲜蘑菇、黄瓜分别用沸水焯透，捞出过凉，沥干水分，装入盘中。

3 锅内倒油烧热后，炒香花椒粒，捞出花椒粒，即成花椒油；将花椒油浇在菜上，加盐、味精拌匀即可。

辣椒

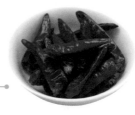

辣椒含丰富的辣椒素，对消化道有较强的刺激作用，可刺激胃液的分泌，加速新陈代谢，并能减轻一般感冒症状。此外，辣椒还有促进消化、改善食欲、增强体力及杀菌防癌的功效。

相宜搭配

辣椒＋墨鱼＝降低胆固醇

墨鱼中富含牛磺酸，而辣椒内含有丰富的维生素C，两者搭配食用，有降低胆固醇的功效。

辣椒＋虾＝开胃消食、壮阳

辣椒＋茼蒿＝预防癌症和动脉硬化

茼蒿含有丰富的维生素C，与富含胡萝卜素的辣椒搭配食用，可以有效预防癌症及动脉硬化。

辣椒＋圆白菜＝促进营养吸收

圆白菜营养非常高，包含多类维生素与矿物质元素，辣椒富含维生素C，两者搭配食用，能促进胃肠蠕动，有利于营养物质的吸收消化。

辣椒＋豆腐＝益智健脑、美容养颜

烹调宜忌

辣椒含丰富的维生素C和维生素P，因为维生素P可防止维生素C的氧化，并促进维生素C的吸收。

食用宜忌

☑宜： 食欲不振及胃寒者宜适量食用；贫血及维生素C缺乏患者宜适量食用；风湿性关节炎及冻疮患者宜食用或外擦。

☒忌： 肠胃炎及消化性溃疡患者不宜食用；高血压及肺结核病患者不宜多食；牙痛和有眼疾者不宜食用。

白糖

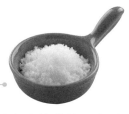

白糖是甘蔗的茎汁精制而成的乳白色晶体，主要成分是蔗糖。白砂糖、绵白糖、白洋糖皆味甘性平。白糖有润肺生津、补中益气的功效。白糖可提高人体对钙的吸收，提供机体能量，维持心脏和神经系统正常功能，保肝解毒。

相宜搭配

白糖＋赤豆＝预防贫血

白糖有润肺生津、补中益气的功效，赤豆也具有补血功效。两者搭配具有预防贫血的功效。

白糖＋番茄＝治疗胃脾虚弱

白糖拌番茄对于胃脾虚弱、食欲不振者非常适宜。

不宜搭配

白糖＋茶叶＝影响茶叶功效的发挥

正常人平时饮茶不宜加白糖，因为不利于茶叶功效的发挥。

白糖＋贝类＝妨碍人体对铜元素的吸收

食用宜忌

☑**宜：**白糖适宜肺虚咳嗽、口干燥渴，或醉酒者，或低血糖患者食用。

☒**忌：**糖尿病、肥胖者忌食；高脂血症患者不宜多食；平素痰湿偏重者忌食。

醋

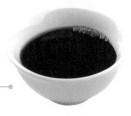

醋，味酸醇香，是烹饪中必不可少的一味调料，可祛除腥膻味，是"可以食用的护肤品"中的佼佼者，可以嫩肤、美白。苦酒、米醋、香醋味苦，酸性温。醋有活血散瘀、消食化积、解毒的功效。醋可防止和消除疲劳；降低血压及胆固醇，防止动脉粥样硬化；杀灭和抑制多种细菌和病毒；有助于食物中钙、磷、铁的吸收和利用。

相宜搭配

醋＋芝麻＝促进人体对铁、钙的吸收

芝麻中含有丰富的铁、钙，醋与其搭配有助于铁、钙的吸收。

醋＋骨头汤＝增强人体对钙的吸收

煨骨头汤时，加些醋，促使骨头中的磷、钙析出，提高营养价值。

不宜搭配

醋＋酒＝引发胃炎

酒精和醋都具有刺激性作用，两者结合会造成胃炎。

醋＋胡萝卜＝破坏胡萝卜素

醋酸会破坏胡萝卜内的胡萝卜素，降低其营养价值。

选购宜忌

酿造的醋越陈越香，色泽越久越深。

烹调宜忌

烹调用的器具不能用铜制的，因为醋能溶解铜，引起铜中毒。

食用宜忌

☑**宜**：醋适宜慢性萎缩性胃炎、胃酸缺乏者，或晕船、晕车者，或醉酒者食用；适宜鱼骨鲠喉时含服。水肿之人，经常饮服少许醋和开水，有很好的消肿作用。

☒**忌:** 脾胃有湿、筋脉拘挛者，胃溃疡及胃酸过多者，过敏者，低血压者，骨折患者治疗期间勿食。

贮藏心得 ⚪

开封后的醋保存时，应放于低温、避光处。醋不可放置于冰箱冷藏，这样容易降低醋酸菌的活性。

推荐菜谱

糖醋豌豆苗

〔**材料**〕豌豆苗300克。

〔**调料**〕干辣椒丝、蒜泥、姜末、葱花、白糖、盐、醋、香油、植物油。

⚪ 做法

1 豌豆苗掐去老茎，洗净，沥干水分。

2 油锅烧热，煸香干辣椒丝、蒜泥、姜末、葱花，加豌豆苗煸炒，再加盐、白糖、醋，炒至断生，淋上香油即可。

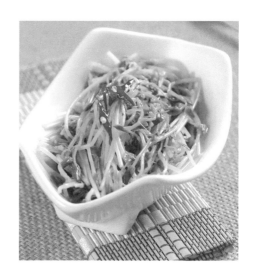

醋熘大白菜

〔**材料**〕大白菜750克。

〔**调料**〕醋、酱油、盐、白糖、葱段、姜丝、蒜末、植物油、高汤、水淀粉。

⚪ 做法

1 大白菜洗净，叶撕成大片，菜帮切成片。

2 热锅温油，下葱段、姜丝、蒜末炒香，下大白菜片炒匀，加酱油、盐、白糖、高汤、醋翻炒均匀，用水淀粉勾芡收汁装盘即可。

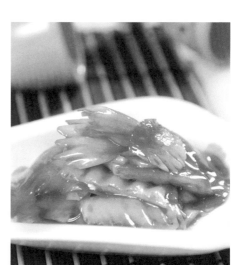

《养生堂 食谱》

你吃对了吗？食物相宜相克随用随查

摄　　影：秦京　于笑

菜肴制作：张磊　陈绪荣

图片提供：海洛创意

　　　　　全景视觉网络科技有限公司

　　　　　华盖创意图像技术有限公司

　　　　　达志影像

　　　　　上海富昱特图像技术有限公司